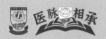

上海市第一人民医院
"医脉相承"系列丛书

庄瑜　钟蓓芬　周意　著

关心冠心病

医生讲述心脏故事

除了『三高』
还有不少你不了解的
冠心病『指标』

U0281918

上海科学技术出版社

图书在版编目（CIP）数据

关心冠心病 : 医生讲述心脏故事 / 庄瑜，钟蓓芬，
周意著. -- 上海 : 上海科学技术出版社，2024.2
（上海市第一人民医院"医脉相承"系列丛书）
ISBN 978-7-5478-6494-4

Ⅰ．①关… Ⅱ．①庄… ②钟… ③周… Ⅲ．①冠心病
－防治 Ⅳ．①R541.4

中国国家版本馆CIP数据核字(2024)第009237号

关心冠心病——医生讲述心脏故事

庄 瑜 钟蓓芬 周 意 著

上海世纪出版（集团）有限公司
上 海 科 学 技 术 出 版 社　出版、发行
（上海市闵行区号景路 159 弄 A 座 9F-10F ）
邮政编码 201101　　www. sstp. cn
江阴金马印刷有限公司印刷
开本 787×1092　1/16　印张 6.75
字数 82 千字
2024 年 2 月第 1 版　2024 年 2 月第 1 次印刷
ISBN 978-7-5478-6494-4/R·2936
定价：48.00 元

丛书编委会

主 编
郑兴东

执行主编
邹海东　孙晓东　刘 琍

编 委
（按姓氏拼音排序）

陈廷锋	程文红	董 频	范 江	范国荣	范秋灵
冯 睿	韩邦旻	胡国勇	胡书豪	李红莉	李金宝
李培明	李雅春	林浩东	刘 勇	刘安堂	刘少稳
娄加陶	楼美清	陆方林	陆伦根	陆元善	缪传文
潘劲松	裘正军	沈 华	宋滇文	宋献民	王 兴
王红霞	王瑞兰	王松坡	王育璠	邬素芳	吴 芳
吴 蓉	吴云成	伍佩英	伍洲炜	严 磊	余 波
俞 晔	袁 琳	张 旻	张必萌	张佳胤	张鹏宇
章家福	赵晋华	祝延红	邹芳草		

作者简介

庄瑜 上海交通大学医学院附属第一人民医院心脏及大血管外科副主任医师，硕士生导师。从事临床工作20余年，擅长停跳、不停跳冠状动脉搭桥手术，瓣膜置换、成形及介入瓣膜置换手术，各类先天性心脏病外科矫治及介入治疗，动脉瘤、主动脉夹层的血管置换术和人工支架植入等心脏及大血管手术；小切口微创心脏手术；心血管疾病术后康复及保健；心脏及大血管疾病围手术期处理、咨询及长期随访。

发表研究论文40余篇，其中第一作者、通讯作者论著30余篇，SCI收录10篇，主持及参与10余项国家及市局级研究项目工作，获得国家授权专利五项。

钟蓓芬 上海交通大学医学院附属第一人民医院主管护师。从事临床护理工作20余年，参与上海交通大学医学院附属第一人民医院第一例心脏移植及心肺移植患者的护理。擅长各类外科患者，尤其是心脏大血管外科及急危重症患者的护理。2015年作为上海交通大学医学院附属第一人民医院护理专家参与援滇工作。2022年于上海市申康发展医院医疗事业部参与一线抗疫工作。2014年由心脏及大血管外科转入泌尿中心，曾担任泌尿系结石/肾移植科护士长，现担任泌尿男科/泌尿肿瘤科护士长。

以第一作者发表统计源期刊论文数十篇，主持参与上海交通大学及院级课题5项，以第一发明人获发明专利1项，实用新型专利5项。

周意 上海市眼病防治中心护理部主任、上海交通大学医学院附属第一人民医院眼科及泌尿中心总护士长、主任护师。中华护理学会眼科护理专业委员会专家库成员，中国研究型医院学会护理教育专业委员会委员，上海市护理学会第十二届理事会护理管理专业委员会委员，上海市护理质控中心专家库成员，《中华现代护理杂志》特邀编委。

主持卫生健康委员会系统、申康系统、松江科委及交大医学院课题9项、主要研究者参与上海市科委课题3项。各类核心期刊发表论文40余篇，获发明专利1项、实用新型专利12项。主编及参编专著5部，承担国家级一类继续教育项目2项。

总 序

1947 年，时任上海市第一人民医院（时称"公济医院"）院长的朱仰高有感于当时郊县居民缺医少药、求医无门之苦，将一辆 5 吨重的道奇卡车改装成了诊治功能一应俱全的"流动医院"。数年间，这所卡车上的"流动医院"每周日均开赴上海郊县乃至周边省市，布药施治、救死扶伤，开创了我国送医下乡的先河。

时过境迁，如今我国医疗卫生事业已有了翻天覆地的变化。党的二十大报告指出，我国建成了世界上规模最大的医疗卫生体系。即便是乡野农村，非"流动医院"难以就医的窘境也已一去不复返。

在过去的几年里，我曾经多次带队前往井冈山、西柏坡、酒泉等相对边远的地区，为当地百姓开展义诊。据我所见，当地医疗卫生机构的硬件条件与"北上广"等医疗高地的差距已然不大。然而，我依然见到了不少因就医过晚而错失最佳治疗时机的患者，令人深感痛心。

痛定思痛，我想桎梏当地居民求医的主要因素之一，恐怕还是囿于健康观念和医学知识的匮乏。而这一难题，是十辆二十辆"流动医院"卡车都难以遽然解决的。

何以破此题？一词概之曰：科普。

上海市第一人民医院有着科普的"基因"。任廷桂、乐文照等医院老一辈专家均重视健康知识之宣教普及。时至如今，年轻一代的"市一人"也继承了先辈对科普的高度热情和专业精神，积极投身参加各类科普活动，获奖累累，普惠群众。

医学科普能够打破地域和资源的局限，将医药知识和健康理念传递到千家万户，帮助民众早发现、早治疗疾病，尽可能减少患病带来的不良后果。同时增强民众对疾病的了解，有意识地进行自我健康管理。这正是医学科普工作的应有之义。

除了个体价值外，医学科普的价值在公共卫生视野中有着更深刻的体现。《"健康中国2030"规划纲要》提出，要"建立健全健康促进与教育体系，提高健康教育服务能力，从小抓起，普及健康科学知识。"这将医学科普提升到了国家战略的高度。在面对公共卫生事件时，高度的公众健康素养能够成为保障民众健康的坚实防线。而优秀的医学科普作品也能引导、激励更多人投身于医疗卫生事业。

正是出于以上原因，我自2020年起即组织上海市第一人民医院各科室专家，编撰"医脉相承"系列丛书。丛书的编纂秉持"以人民健康为中心"的理念，融合科学性、通俗性、教育性，内容涉及预防、疾病诊断、治疗、康复、健康管理等方面，囊括新生儿喂养、青少年斜弱视，成年人常见的甲状腺病、心脏病、脊柱疾病，以及高龄人群好发的骨质疏松、眼底病、白内障、肿瘤等疾病话题，是一套覆盖全生命周期的科普丛书。在编纂本丛书的过程中，我们得到了上海市卫健委、上海申康医院发展中心、上海市健康促进中心的大力支持和悉心指导，在此特向他们表示衷心的感谢。

我希望，"医脉相承"系列丛书能够以其通俗易懂的语言向公众传达最基础、最关键的医学知识，让他们"听得懂、学得会、用得上"，从而引导公众建立科学、文明、健康的生活方式，推进"以治病为中心"向"以人民健康为中心"的转变，让每位读者都有能力承担起自身健康的第一责任！

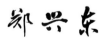

上海市第一人民医院院长

前　言

　　提到冠心病，我想起来前段时间的"出丑"。

　　对于这个疾病的名字，我一直习惯性地念 guàn 心病。电视台采访的时候，我就习惯性地这么念了出来。接着主持人就甜甜地问了句："主任，不好意思，这个是不是念第一声呀？"

　　我一下子懵了，心想自己一直读第四声的。"是念第一声吗？"我怀疑道。主持人说："我也不太清楚，但是好像我听大家都说是新 guān 肺炎呢？"

　　"是吗？"我居然不死心，还怀疑专业人士，"那我们查一下字典吧。"结果翻开字典就发现，自己的脸被打得"啪啪"响。

　　"呃……好吧，又学到了新知识。"只是，这采访还进行得下去吗？是不是要给点时间让我平静一下？

　　都说打人不打脸，骂人不揭短，这样的采访放出去是不是不太合适？主持人好像情商挺高，看出了我的窘境，跟我说："主任，放心吧，不是现场直播，这个字很多人都是发第四声，我们也会剪辑以后播放的。您的镜头感很强，大家肯定会喜欢的。"

　　好吧，再次"降维打击"。

　　看来我做不成主持人是有原因的，还是乖乖地做医生吧。虽然普通话讲不利索，外加情商不足，但我能看病也算是没吃"闲饭"，能给社会做点贡献不是？

　　不过主持人说了，虽然医生看病也能做贡献，但是，在能力有余的情况下，还可以努力地多做一些贡献。现在心血管病的发病率挺高，我们医生还可以对有需要的人群做一些针对性的知识普及工作。

这样一来，新问题又出现了。哪些人是需要针对的人群呢？

其实呀，在现代社会，由于生活方式的变化，基本上每个人都存在一些冠心病的危险因素，都应该是我的目标对象。不过呢，大家可能没有时间去读一本书，也可能并不需要了解所有的内容。我想，主要的目标人群可能还是得了冠心病或者身边有冠心病患者的人。但是，我也想把这些人群相对扩展到一些初级的医护人员，让他们可以快速地掌握大部分相关的专业知识，还包括一部分其他医疗相关从业人员，因为这些人员可能会遇到群众咨询，可以为群众提供一些适当的帮助。我也常常会遇到别人咨询我心血管病以外的问题，在向相关科室同仁们咨询的过程中，我获得了相关的知识，之后再遇到类似的情况，我也可以独立提供一些帮助。

另外，作为科学普及读物，如何进行谋篇布局呢？

有很多专业的老师建议我不要使用危险因素、诊断、治疗这样的标题进行布局，因为这样看上去像是教科书，大家提不起兴趣，我认为这很有道理。在上海科学技术出版社王佳琳编辑的帮助下，更改了原来无趣的标题，让标题的故事性更强，使读者能够更快地找到自己想要了解的内容，在了解相应知识的同时获得一点趣味。另外，有一些治疗的标准与要求，是和诊疗指南一致的，希望大家能够对号入座，努力地控制到位。

当然，科学是一个不断证伪的过程，知识的深度与广度也在不断拓展，目前被认为是正确的观念，可能在以后会被证明是错误的，或者不需要的。笔者掌握的知识有限，故而本书难免有疏漏不详，甚至错误发生。希望各位读者能够批评指正。

庄　瑜

目　录

Chapter One 第 一 章

原来这就是冠心病，
久仰"大名"

什么是冠心病？有哪些症状？会导致什么后果？
听我娓娓道来！

前不久碰到个麻烦的患者，搞得我有点烦躁。

这是一个50多岁的女性患者，已经反复心慌、胸痛一个多月了。患者情绪很激动，从大老远的地方风风火火地连夜赶来。从十几年前买菜、带孩子讲起，滔滔不绝讲了大半个小时，家常多于病史。

把她的病史梳理了一下，有十几年的高血压，也有高血脂，胆固醇有点高，这是典型的冠心病危险因素，也有情绪激动后病情加重的表现。但是呢，她平时买买菜，偶尔去跳跳广场舞，也没有明显加重的情况；而且她还有胃炎，间断有反酸症状，不是持续发作，也没有正规治疗。没有其他什么病史，体检也没发现什么明显的阳性结果。

难道是变异性心绞痛？

治疗冠心病的药先吃起来，效果很明显，马上没了症状。

然而，没过几天"老问题"又来了。

我："药吃了吗？"

患者："天天吃，一点都没落下。"

看来病情不轻呀，住院做个冠状动脉造影吧。

造影结果很快出来了，前降支狭窄40%，不是很严重，其他血管都是通畅的。24小时动态心电图也是正常的窦性心律，偶尔有几个房性早搏。住院检查期间她仍然有间断的胸痛不适。看来这个症状应该不是冠心病引起的。

我仔细分析患者的病史及表现，考虑患者的症状可能与消化道有关，所以我让她把制酸剂吃上，胃镜也约上吧。

但是临到检查开始的时候，患者说胃镜不做了，要求先回去吃药。

我："为什么不做了？"

患者："不是说是胃病吗？就不要做了吧。"

我："这个，只是考虑胃病，最好还是做个胃镜明确一下诊断。"

患者:"算了,做胃镜太难过了,我还是先吃药吧。"

我:"给你约的是无痛的,不会难过的。"

患者:"无痛的要用麻醉药的,会变笨的。"

我:"这个真不会变笨。"

患者:"大家都这么说,我还是吃药吧。"

我:"好吧,你说了算。"

结果没过两个礼拜,电话来了:"医生,我在某某医院看病,我的这个毛病又发作了。"

听得我"一脸黑线"。难道是判断又错了?

我:"那边的医生给你做了什么检查?说你是什么问题?"

患者:"做了心电图,说是正常的。要我住院。"

我:"为什么要你住院?住院治疗什么病?"

患者:"我也不知道,就是说要住院。"

我:"那你回去以后药都吃了吗?"

患者:"吃了几天就没吃了。"

我一阵头晕,毫无依从性可言呀。我只好又耐心地劝说:"你这个还是消化道的问题,药得坚持吃一段时间。"

患者:"那我住院还是不住院嘛?"

我挠了挠头,该怎么办呢?

我:"你还是住院吧,再仔细检查一下。"

过了一周,电话又来了:"医生,我住院了以后,什么都没做,就做了胃镜。还是胃病,一直在吃胃药。"

我:"那么最近有没有再发病?"

患者:"没有了,都还好。"

过了一个月,再打电话问,还是没有发作。

最终还是明确了,不是心绞痛。其实她的问题主要是胃病,再混杂了焦虑的心理状态。所以她刚开始的时候吃了药,在心理上有安慰的作用,似乎是病情缓解了,而事实上并没有,因此没过几天症状又出现了。同时,她的冠状动脉本身也有点问题，也会给医生的诊断带来一些干扰。胸痛、胸闷是冠心病最常见的表现，但不代表出现胸闷、胸痛一定是得了冠心病，还是要学会鉴别才行。

致死率名列前茅的冠心病

冠心病，全名叫作冠状动脉粥样硬化性心脏病，英文叫作coronary atherosclerotic heart disease。

它的名字包含了三个方面的内容。

第一个是冠状动脉，英文corona来自拉丁文单词，是"王冠"或"花环"的意思。coronary（冠状的）是它的派生词，主要在心血管词汇中做形容词，如coronary artery（冠状动脉）、coronary heart disease（冠心病）。这是因为左右两根冠状动脉环绕在心脏周围，给心脏供血，他们的分布形态像一顶王冠，所以叫作冠状动脉。

第二个是粥样硬化，血脂代谢障碍后在血管内壁沉积，继发出血及血栓形成、纤维组织增生以及钙质沉积，逐步导致动脉血管壁增厚变硬、管腔狭窄，而在斑块内部沉积的脂质成分表现为糊样组织，和煮烂的米粥差不多，因此称为粥样硬化。

第三个是心脏病，是病变对心脏的功能产生了影响，导致心脏有了异常的病理表现。冠心病的真正含义是给心脏供血的冠状动脉因为粥样硬化的斑块而狭窄，使得心脏供血不足，从而产生心肌损伤的疾病。

其实从这个名称可以看得出，虽然说是心脏的疾病，但真正的病根是在血管上，而产生血管病变的基础在全身。事实上，这是一种血管病。

很多地方认为缺血性心脏病也是指这个疾病。大家凭习惯书写，会缩写成 CHD（coronary heart disease）或者 CAD（coronary artery disease）。有时候 CHD 也是先天性心脏病（congenital heart disease）的缩写。事实上，CAD 是冠状动脉疾病，比冠心病的概念要更宽泛一些。血管狭窄可能很重，影响心肌供血，也可能比较轻，不影响

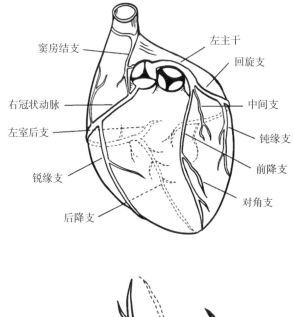

窦房结支　左主干　回旋支　右冠状动脉　左室后支　中间支　钝缘支　锐缘支　前降支　对角支　后降支

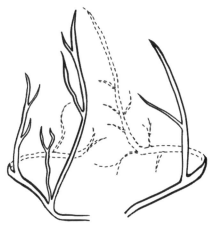

冠状动脉示意图
上面是正常的冠状动脉形状，下面是倒过来的形状，
如此能更直观地显现其王冠样形态。

心肌供血。因此，具体是什么疾病，还要看病史，单纯地看一个缩写还可能会出错。

根据世界卫生组织发布的《全球卫生统计报告》报道，全球最大"杀手"是缺血性心脏病，导致的死亡人数占世界总死亡人数的16%。2000年以来，因缺血性心脏病死亡的人数增加最多，2019年增加了200多万人，达到890万人。

低收入国家中，除了新生儿疾病、下呼吸道感染以外，缺血性心脏病是第三位死亡原因。无论是中低收入国家，还是中高收入国家，缺血性心脏病都是第一位的死亡原因。

根据《中国心血管健康与疾病报告2020》报道，2013年我国冠心病患者约有1139万，15岁以上人群患病率为10.2‰，60岁以上人群患病率为27.8‰；2018年中国城市和农村居民冠心病死亡率分别为120.18/10万和128.24/10万，农村地区反高于城市地区。不管是城市还是农村，男性冠心病死亡率均高于女性；并且死亡率持续呈上升趋势。其中，急性心肌梗死的死亡率也呈上升态势，从2012年开始，农村地区急性心肌梗死的死亡率明显升高，2013年起持续高于城市水平；2018年中国城市和农村居民急性心肌梗死的死亡率分别为62.33/10万和78.47/10万。

国内急性心肌梗死的治疗状况也不是很理想，ST段抬高型心肌梗死（STEMI）患者12小时内到达医院的患者比例仅有72%，发病后应用急救车的只有14%；能够及时疏通血管，恢复血液供应的只有58%，其中省级医院69.4%，地市级医院54.3%，县级医院45.8%；只有大约1/3的患者能在规定时间内恢复血液供应；患者在医院内的病死率在三级医院之间也明显递增（省级3.1%，地市级5.3%，县级10.2%）。急性心肌梗死患者的1年病死率为28%，而复发心肌梗死患者的病死率高达32.1%。

从这些数据可以看出，冠心病的危害还是很大的，积极地预防和治疗很有必要，值得引起每一个人的重视。

冠心病发展下去就可能成心肌梗死了

冠心病是指冠状动脉狭窄导致了心脏的供血不足，这时候血管只是狭窄，血流量下降。而心肌梗死的时候血管则完全堵塞了，大部分情况下是因为血管狭窄处的斑块破裂出血，形成了血栓。还有一部分原因是斑块侵蚀了血管内皮导致血栓形成。

血管完全堵塞以后，心脏就没有血液供应了，这时候的心肌细胞就会因为缺血而损伤坏死，即心肌梗死。如果及时疏通血管，恢复心肌的血液供应，可以挽救大部分心肌；如果不能及时疏通血管，那么心肌细胞大量死亡就会对患者的心功能产生严重影响。因为心肌细胞是不能再生的，坏死了以后就永远失去了，只能靠存活的心肌细胞来继续工作。看到这里就可以知道，心肌梗死是冠心病的严重表现形式。

而对心肌梗死的救治是越快越好，最好在 6 个小时之内，超过 24 个小时以后往往失去了冠状动脉再开通的价值。当然，如果 24 个小时以后患者仍然胸痛，则表明仍有存活的缺血心肌，还是要争取开通血管。

国家正在大力推行胸痛中心的建设，要求从患者进入医院大门到介入开通血管的时间小于 90 分钟；没有介入条件的医院，患者从进入医院大门到药物溶栓的时间小于 30 分钟。而我们国家的大多数医院都能做到从患者进入医院大门到介入开通血管的时间小于 60 分钟，最快的仅耗时 20 分钟。但是从患者发病到进入医院的时间还相当长，需要努力缩短，其中增加患者的就诊意识极为重要，有相当一部分患者不能及时就医是因为患者不知道需要就医而耽误了宝贵的抢救时间。一份来自北京的数据显示，有一半的急性心肌梗死患者不能在发病 1 个小时之内作出就医的决定，而 2 个小时之内能够到达医院的患者不超过一半；心梗发作以后选择拨打"120"救助的比例也很低。因此，心肌梗死后院外浪费的时间远远多于院内救治所需的时间。

从前面的调查数据来看，冠心病的发生率逐年上升，而治疗率并不理想，患者的发病率、死亡率仍然偏高，并且不同地区、医院之间的差距明显。

目前，国家正在推行建设的胸痛中心有严格标准化的诊疗要求，这样能有效地解决不同医院之间对急性心肌梗死的处置能力，保证发生心肌梗死的患者能尽量得到及时的治疗。但是这主要是解决医院对心肌梗死的处置能力，而患者本身对疾病的发生、发展方面的认识，还需要更进一步的科普教育。如果患者能够早期认识到疾病的危险因素及发病特点，从根本上解决疾病发生、发展的高危因素，同时增加就诊意识，这样有可能减少疾病的发生，也能减少疾病发生后的致死率、致残率。

近年来，冠心病的发病人群有年轻化的趋势，这可能与久坐不动、运动少、肥胖、吸烟、工作压力大、精神紧张等因素相关。另外，年轻人往往对疾病不够重视，认为冠心病是老年病，与自己无关，即使出现一些可疑表现也不认为是冠心病。甚至有人已经发生了心肌梗死，仍然没有意识到，直到出现休克才就医。

事实上，二三十岁的冠心病患者并不像大家以为的那样少，还是要引起大家足够的重视。平时注意避免相关的危险因素，出现不适要能够及时就诊。

冠心病最典型的表现——胸痛

冠状动脉刚开始狭窄的时候，血流量减少并不太多，因此没有什么症状，但随着斑块不断积累，冠状动脉越来越狭窄，就会出现症状了。

胸痛是冠心病最为典型的表现，常常在季节变化、情绪激动、体力活动增加、吃得过饱、大量吸烟和饮酒时发作，休息后缓解；

这被称为劳力性心绞痛，最为多见。

胸痛的位置大多在心前区或者胸骨后，多为发作性绞痛或压榨痛，大多数的患者心前区压迫感是比较明显的。严重的疼痛从胸骨后或心前区开始，向左上方放射至左肩臂处，甚至到小指和无名指，休息或含服硝酸甘油可缓解。少部分人胸痛也可能放射到颈部、下颌、牙齿、腹部等处。

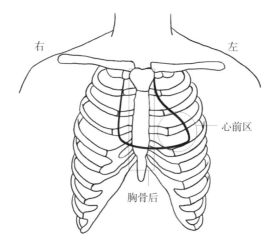

心脏在体表投影示意图

心脏位于胸部正中偏左侧，实线所示区域为心脏在胸部大致投影位置；
圆形虚线所示为心前区，长方形虚线所示区域为胸骨后区域。

还有一种称为变异型心绞痛，常常出现在安静状态下或夜间，这是由于冠状动脉痉挛所导致的，检查不到明显的斑块造成的血管狭窄。

如果胸痛的性质发生变化，比如新近出现的进行性胸痛，疼痛阈值逐渐下降，稍微有体力活动或情绪激动，甚至休息或熟睡时也会发作。疼痛跟原来相比逐渐加剧、频繁，持续时间延长，去除诱因或含服硝酸甘油也无法缓解，称为不稳定心绞痛。

心绞痛的持续时间比较短，多在15分钟以内缓解。如果胸痛剧烈、持续时间长（超过半小时）、硝酸甘油不能缓解，合并恶心、呕吐、出汗、发热等症状，常常提示发生了急性心肌梗死。

大面积心肌梗死往往会导致心衰、休克等情况，表现为口唇青紫、血压下降、休克、咳粉红色泡沫痰等，需要紧急就医，严重的会有生命危险。

胸闷不痛，不可大意

事实上，除了胸痛之外，表现为胸闷的冠心病患者并不少见。这部分患者完全没有胸痛，最明显的表现是憋闷感，患者常常描述为胸闷、气透不过来。

这种胸闷，有时候会和肺部相关的疾病混淆起来，也不容易被患者重视，因为肺部疾病的患者也常常出现胸闷。这二者的区别主要是肺部的胸闷可能更多地表现为呼吸费力，要用力地吸气或者呼气；心脏相关的胸闷可能多表现为气短，患者常常需要增加呼吸的频率，或者深呼吸，而这样也并不能使病情得到缓解。心绞痛的胸闷更多地伴发心前区的压迫感。

记得曾经有过报道，一位30岁的男性患者，除了偏胖、吸烟外，没什么其他的危险因素。某一天他加班比较晚，又多抽了点烟，第二天早上开车去上班的路上觉得胸闷，但并未认为心脏有问题，休息了以后还是强忍着继续到单位上班，但是胸闷一直到晚上下班仍然没能缓解。他再到医院检查发现是心肌梗死，万幸的是经过救治保住了生命。

因此，在平时的工作生活中，一定不要因为是胸闷不是胸痛而麻痹大意；尤其是年轻人，往往觉得冠心病、心肌梗死离自己比较远，再加上年轻忍耐力比较强，往往会疏忽大意而造成严重后果。

呕吐、牙痛也可能是冠心病导致的

还有一部分患者，他们的症状更加不典型，没有胸痛，甚至连胸闷也没有，仅仅表现为心前区不适、心悸或乏力，或者牙痛、胃肠道不适。女性患者更容易发生不典型症状。心绞痛的牙痛表现常常为左侧、无法明确定位，也没有牙龈红肿等炎症表现。

也有部分患者没有心绞痛发作，首次发病即为心肌梗死。

急诊科的同事曾经碰到过一个 80 岁的老太太，晚上 8 点多来急诊就诊。据她描述说从来没有发作过心绞痛，吃完晚饭后不久就开始反复呕吐，以为吃坏了肚子，自己吃了点诺氟沙星，过了两小时没有一点好转。到了急诊以后，医生检查了下她的生命体征很正常，也没有胸闷、胸痛这些表现；查了血常规，白细胞轻度增高，考虑急性胃肠炎，用了抗生素仍然没有好转。然后做了心电图，ST 段明显抬高，赶紧心内科会诊造影。结果是右冠状动脉闭塞导致急性心梗，装了支架以后病情迅速好转。

曾经还有一例患者觉得左侧牙痛，到了口腔科检查，并没有发现哪颗牙齿有问题。医生感觉不像是口腔问题，多了个心眼，给她做了心电图，开始她还不太愿意，不理解牙痛为什么要做心电图，满脸不高兴。结果心电图提示急性心肌梗死，转到心内科及时处理后转危为安。

心绞痛的疼痛，虽然说是主要在胸骨后和 / 或心前区，但是还要注意一些不典型的表现，尤其是持续不能缓解的情况，更要引起重视。

目前的指南对胸痛的定义已经不仅仅局限于胸部疼痛。胸部、肩部、手臂、颈部、背部、上腹部或下颌的疼痛，压迫感、气促或不适，以及呼吸急促和疲劳，都应被视为心绞痛的等价表现，需要引起足够的重视。

另外，不建议将胸痛描述为典型或者不典型，因为这样对于确定病因没有帮助，而且可能被误诊为良性的而引起疏忽。相反，胸痛应该被描述为心源性的或非心源性的，这样指向性更明确，更具体地适用于潜在的诊断。

冠心病的危险因素相当多

冠心病都有哪些危险因素呢？该不该控制呢？

冠心病的危险因素主要有性别、年龄、遗传因素、高血压、血脂异常（总胆固醇过高和／或低密度脂蛋白胆固醇过高、甘油三酯过高、高密度脂蛋白胆固醇过低）、超重／肥胖、高血糖／糖尿病、吸烟、不合理膳食（高脂肪、高胆固醇、高能量等）、缺少体力活动、过量饮酒、社会心理因素、睡眠呼吸暂停、高同型半胱氨酸血症、自身免疫性疾病、慢性肾脏疾病、慢性感染、晚期糖基化终末产物（AGEs）、氧化应激等。

其中，性别、年龄、遗传因素为不可改变的危险因素，其他的都是可控危险因素。随着科学技术的发展，基因表达可能被修饰，遗传因素或许会变成可调控因素。

冠心病是一种多因素疾病，受到多个危险因素的综合影响，并不是有某个危险因素就一定会得冠心病，也不是没有危险因素就一定不会发生。但是，大部分的危险因素可以通过生活方式和／或药物进行干预，进而减少发病概率或缓解疾病的进展。

冠心病：
血压别高，我害怕

血压该怎么量？

血压多高才算高血压？

怎样控制血压？吃药就可以了吗？

前段时间，奥密克戎在上海闹得比较厉害，我们小区不定期进行核酸检测，一次在排队检测的过程中，正好楼上的老爷爷排在前面，听说我是心脏科医生，跟我聊起了心脏病。

他说他已经患有冠心病好多年了，造影做了好几次，支架也放了好几个，但总是不能除根，过一段时间就有点不舒服。

我问他："高血压、糖尿病的什么的都有吧？控制得怎么样？"

他嘿嘿笑了笑，说："没怎么吃药，血压不是很稳定。"边说边从口袋里掏出了香烟，然后看了看周边，叹了口气，说："疫情期间要戴好口罩，也没法抽烟。"

我跟他说："高血压、糖尿病、吸烟这些都是冠心病的危险因素，要好好控制。"

他一边说着好，一边又说控制不住，还说某个邻居的情况和他差不多，也是患有"三高"好多年，每天一包烟，一点都不控制也没得冠心病。

看看你属于高血压患病率第几梯队

高血压是一种以血压升高为特征的疾病，大多数的高血压病因不明，称为原发性高血压；少数高血压继发于其他疾病，比如肾动脉狭窄、肾上腺皮质腺瘤等。继发性高血压可通过治疗原发疾病而缓解，原发性高血压则可能需要应用降压药治疗。

在成年人中，高血压的发病率约为1/3，不同国家和地区的患病率有较大差异，欧美国家和地区高于亚非国家和地区。

目前，我国18岁及以上的成人高血压患病率为27.9%。农村高血压患病率（28.8%）高于城市（26.9%）；男性高血压患病率高于女性。随着年龄的增加，高血压的患病率也逐渐升高，65岁以上人群的患病率超过50%。在我国，北京市、天津市、上海市居民的高血压患病率位居前三，分别为35.9%、34.5%和29.1%。如今，高血压的发病趋势由过去的"北高南低""农村高于城市"转变为以大、中城市为热点的岛状分布。

目前，我国高血压患病率分为三个梯队，依次降低。第一梯队有北京市、天津市、上海市、辽宁省、云南省、广东省、黑龙江省；吉林省、山西省、江苏省、西藏自治区、河南省、福建省、四川省、贵州省、河北省、浙江省等属于第二梯队；其余中西部地区属于第三梯队，其中湖南省最低，高血压患病率仅为15.6%。

当然，这不代表如果身处高患病率区域就要认真控制血压，而在低患病率区域就可以放松警惕。对于高血压患者，无论身处何处，都要认真控制血压来减少相关风险。没有高血压的人也要注意监测血压，一旦发现血压有升高趋势要尽早干预。

血压高而不自知，危害更甚

很多体检者都会放弃血压、心率这些一般项目的检查，觉得没什么问题，平时也不会主动去测量血压。这样就不会知道自己的血压到底处于什么状态，容易出现有高血压很久而不自知的情况。虽然说可能没有不舒服的感觉，但高血压导致的损害是一直存在的，并不会因为不知道而消失。

高血压可导致血管内膜与血管壁内弹力纤维层的损伤，促进血管壁的脂质沉积及附壁血栓形成；同时，高血压时交感神经兴奋，释放过多的儿茶酚胺，也导致血管壁损伤及血管痉挛；这些都会促进冠状动脉粥样硬化的发生、发展。

冠心病的风险随着收缩压的升高而成比例增加，并且高血压起病的年龄越小，发生心血管病的风险就越高。这提示高血压除了严重程度之外，高血压的持续时间也是一个严重影响后果的因素。研究表明，无论是年轻患者还是老年患者，累积血压［收缩压血压值（毫米汞柱）×持续时间（年）］都是冠状动脉疾病、脑卒中等疾病的严重风险因素。收缩压每降低5毫米汞柱，与冠状动脉疾病相关的死亡率可降低9%。

了解一下，影响血压的因素有哪些

血压是血管内血液对血管壁产生的压力，而整个循环系统相当于一个完整的血管回路。血液从心脏泵出，经动脉到达组织，供给营养后再经静脉回流到心脏，在血管内周而复始地运动形成一个循环。从这个过程中，我们可以通过最简单的物理学原理知道影响血压的最基本的几个因素：心脏的排血功能、血液的容量、血管的弹性和阻力。显然，这几个因素不是一成不变的，它们受到全身及周围环境里各种因素的调节。因此，血压也不是永远维持在一个数值的，它随着人体内生理环境而有规律地发生变化。

通常来说，正常的一天之内，血压波动是白天高，夜间低。如果把一天的血压波动用一条线画出来，它的形状像一个盛饭的勺子，所以正常的血压波动被称为杓型血压。一天内血压有两个高峰，一个在6～10点，一个在16～20点。夜间血压平均值较白天血压平均值下降10%～20%是正常的。在老年人中，反杓型血压比较常见，多数在夜间和清晨血压升高。非杓型血压与较高的心血管疾病风险相关，夜间收缩压升高与心血管疾病，尤其是心力衰竭的风险显著增加相关。

　　因此，如果是血压控制不好的患者，每天最好能够多测几次血压，明确血压升高的规律。无论是正常的杓型血压，还是非杓型、超杓型或者反杓型血压，只要血压超过正常值，都要进行干预。而干预的方案则要根据血压的特点来制定。

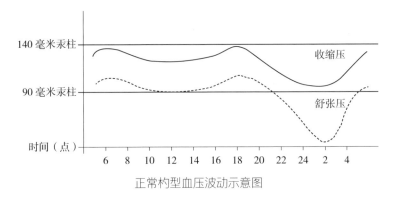

正常杓型血压波动示意图

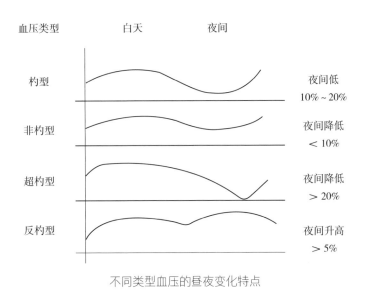

不同类型血压的昼夜变化特点

血压多高才是高血压

高血压的诊断除了有和无之外，还需要根据高低进行分级，这与高血压的风险相关。在实际测量过程中，收缩压（俗称高压）和舒张压（俗称低压）会落在不同的诊断范围内，这时候要以诊断级别高的为准，也就是就高不就低。另外，在对高血压分级的同时，还需要根据10年内发生心脑血管的风险进行分层，分别为低危（＜15％）、中危（15％～20％）、高危（20％～30％）、极高危（＞30％）四层。分层有助于大家更直观地了解不同血压状态下发生心脑血管病的风险。

从危险性分层表上可以看到，即使没有任何其他的危险因素，一旦血压达到3级，心脑血管病的风险分层也就达到了高危层，发生心脑血管病的概率就会明显上升。另外，即使血压处在正常高值的情况下，也有一定的心脑血管病发病概率。虽然说15％以下的比例不算太高，但对于每个人来说，一旦发生心脑血管病，影响还是很大的。控制血压所需的时间和经济成本并不是很大，在能控制的情况下，还是要尽量控制血压在正常范围。

高血压分级表

	收缩压（毫米汞柱）	舒张压（毫米汞柱）
正常	＜ 120	＜ 80
正常高值	120 ~ 139	80 ~ 89
1 级	140 ~ 159	90 ~ 99
2 级	160 ~ 179	100 ~ 109
3 级	≥ 180	≥ 110
单纯收缩期高血压	≥ 140	＜ 90

高血压危险性分层表

危险因素①	血压分级		
	1 级	2 级	3 级
无	低危	中危	高危
1~2 个	中危	中危	极高危
≥ 3 个或靶器官损害②	高危	高危	极高危
临床并发症③或糖尿病	极高危	极高危	极高危

注：① 危险因素

  a. 男性＞ 55 岁，女性＞ 65 岁；

  b. 吸烟；

  c. 糖耐量受损（餐后 2 小时血糖 7.8 ~ 11.0 毫摩 / 升）和 / 或空腹血糖异常（血糖 6.1 ~ 6.9 毫摩 / 升）；

  d. 血脂异常［总胆固醇 ≥ 5.7 毫摩 / 升，低密度脂蛋白（LDL）＞ 3.3 毫摩 / 升高密度脂蛋白（HDL）＜ 1.0 毫摩 / 升］；

  e. 早发心血管病家族史（一级亲属发病年龄＜ 50 岁）；

  f. 腹型肥胖（男性腰围 ≥ 90 厘米，女性腰围 ≥ 85 厘米）或肥胖［体重质量指数（BMI）≥ 28 千克 / 平方米］；

  g. 高同型半胱氨酸血症（＞ 10 毫摩 / 升）。

② 靶器官损害

  a. 心电图或心超提示左心室肥厚；

  b. 血管超声或 X 线证实有动脉粥样斑块（颈动脉、髂动脉、股动脉、主动脉）；

  c. 视网膜动脉狭窄。

③ 临床并发症

  a. 脑血管病：脑出血、缺血性脑卒中、短暂性脑缺血发作；

  b. 心脏疾病：心肌梗死史、心绞痛、冠脉血运重建史、充血性心力衰竭；

  c. 肾脏疾病：糖尿病肾病、肾功能受损、血肌酐超过 177 微摩 / 升；

  d. 血管疾病：主动脉夹层、外周血管疾病；

  e. 重度高血压性视网膜病变：出血或渗出、视乳头水肿；

  f. 糖尿病：空腹血糖＞ 7 毫摩 / 升，餐后 2 小时血糖＞ 11.1 毫摩 / 升，糖化血红蛋白（HbA1c）＞ 6.5%。

量个血压而已，要求还挺多

在诊室里经常碰到一些患者说在家测量的血压是如何如何高，或者是如何如何低；而在医院测出的血压却完全不是他描述的那样。果然，经过询问就可以发现，总是有这样或那样的不合要求之处。如果不能准确地测量血压，那么后续的治疗也可能不会有效。

其实，血压的测量也不是想象中的那么简单。一般来说，为了准确测量血压，要尽量满足以下要求：保持周围环境安静；测血压前取坐位安静休息 10 ~ 15 分钟；测量前半小时内禁止吸烟或饮用酒精、浓茶、咖啡等刺激性饮品；测量前要排空膀胱；测量时取坐位，最好靠坐在靠背椅上，脱掉上臂衣物，裸露上臂，保持上臂放松；袖带位置要与心脏水平保持相同高度，袖带下缘高于肘窝 2 ~ 3 厘米。

首次测量时，应分别测量左、右上臂血压，以后测量时以较高读数一侧的上臂血压为准；应相隔 1 ~ 2 分钟重复测量，取 2 次读数的平均值记录。如果收缩压或舒张压的 2 次读数相差 5 毫米汞柱以上，应再次测量，取 3 次读数的平均值记录。如果两侧的上肢血压相差超过 20 毫米汞柱，需要进行相关的血管检查，以排除血管狭窄的情况。

在实际的测量中，大家不一定能完全做到这些要求，但是有一些问题要避免，其中之一就是大家觉得脱衣服不方便，或者不好意思，往往会隔着外套或者挽起袖子量血压，这样量出的血压容易偏低，让人误以为血压正常。如果不能脱掉袖子，可以保留一件衬衣或棉毛衫，隔着一层较薄的衣服测量出的血压值与正常血压值差别不大。

如果袖带绑得太紧或太松，把听诊器头塞到袖带里面，这样测出来的血压也是不准确的。捆扎袖带的松紧度以能够塞进两个手指为宜，听诊器头应该放在袖带下方肱动脉处，用手扶住。

随着科技的发展，使用台式水银血压计测量血压的人越来越少，而使用电子血压计测量血压的人越来越多。很多的患者对此疑问很大，电子血压计到底准不准。

上周碰到一个患者，坚决拒绝使用医院的电子血压计，要求使用水银血压计量血压。原因就是医院的电子血压计和他家里的水银血压计测量结果差别太大，他在家量的血压正常，每次到医院了，量的血压都偏高。经过多方努力找出了一台水银血压计，量了之后，他的血压还是高的。他又开始说医院的血压计都不准，就是为了多卖药。

医生跟他解释，降压药吃多了要出问题的，而且医院配药不能加价，是挣不到钱的，医生不可能为了挣钱，故意把他的血压量得过高。关键是医院的所有血压计，不论是水银的，还是电子的，都要定期进行检测校准，不准确的血压计不能使用。

医生又问了他家的血压计是什么时候买的，有没有校准过。结果他的血压计已经使用了十几年了，他也不知道还要校准血压计这事。让他把血压计带来检测以后发现已经非常不准了。事实上，血压计每半年到一年都要校准一次，倒不是说半年到一年一定会差别很大，但是即使是一点点的误差，日积月累下来也会相差很多。

事实上，以往使用的水银血压计将逐渐被淘汰，电子血压计将成为主流。但是，购买电子血压计还是要买上臂式的，不要贪图方便买腕式的，腕式血压计虽说使用方便，但精准度不够。另外，目前市场上流行的穿戴设备，比如可以监测血压的手表，听上去很酷炫，但可能误差更大，它的结果可以作为参考，但不能作为测量血压的依据。

控制血压，每个人的目标不一样

大家可能会觉得奇怪，前面都说了高血压的标准了，目标当然是高血压标准以下，还能有什么其他目标？

但是再看看高血压的诊断就会发现，正常血压的范围和高血压范围的标准不是一个数值。如果没有特殊情况，当然是把血压控制到正常血压范围最为理想，而且美国已经把高血压的诊断标准下调了。事实上，每个人的病情千差万别，治疗要求也有区别；针对不同的个体，血压的控制要求也还是有区别的。

目前国内外多数指南对于血压的控制均建议随着年龄增长而趋于宽松。青少年的血压应该控制在120/80毫米汞柱以下；中青年人的血压应该控制在140/90毫米汞柱以下；65岁以上老年人至少要控制在150/90毫米汞柱以下；如果能够耐受，成年人的血压可以控制在130/80毫米汞柱以下。

对于老年人的血压不要求太低是因为一些老年人体质较虚弱，往往合并动脉粥样硬化性疾病，血压控制得太过严格可能会增加不良反应的风险。尤其是已经发生了冠心病，甚至心肌梗死的患者。血压太低，特别是舒张压低于60毫米汞柱，可能会影响冠状动脉血流压力，加重心肌缺血。身体健康、状况非常好的老年人，没有冠心病等合并疾病，还是可以把血压降到130/80毫米汞柱以下的。

另外，就是对于大多数高血压患者，降压不要过快。只要血压不超过180/110毫米汞柱，应该在1～2周逐渐把血压控制下来；而不是在几天，甚至几小时内强行降下来。快速降压可能会诱发心绞痛，甚至造成心梗、脑梗等严重后果。为了保证血压平稳下降，减少波动，目前也不建议使用短效降压药，还是建议每天一次的长效降压药物作为首选药物。有时候，血压的大幅波动比轻中度的升高更危险。

如果血压严重升高，超过180/110毫米汞柱，特别是伴有严重的心脑肾损害（剧烈头疼、恶心、呕吐，或心绞痛、心衰、肾衰等）等高血压急症的情况下，需要尽快把血压降到相对安全的水平。此时应该在严密监护的情况下静脉输入降压药物，在 2~6 小时把血压控制到 160/100 毫米汞柱左右，然后口服降压药物逐步控制血压到正常水平。

一天晚上，我妈突然跟我说："哎呀，我这个降压药看来又要加量了。"

我问她怎么了。

她说："你看我刚刚量了血压，又 150 多了。"

我说："你药不是一直在吃吗，最近天气暖和了，怎么血压反而升高了呢？"

她说："不是前面血压太低了吗？我就没吃，后来呢我又减量吃了。"

我："低到多少呢？"

我妈："都低到 110 多了，我就停了呀。"

我："那是谁告诉你 110 多的血压要停药的呢？"

我妈："没人说呀。"

我："那血压 110 多，你有不舒服吗？"

我妈："也没有呀，我就是觉得低了，就停了。菜场的某某老奶奶，也是这样的呀，血压低了药就不吃了。"

我："110 多的血压不算低，你还是按照正常量吃起来吧。"

作为心脏科医生的家属，在控制血压的方面还是有这么多的问题，普通人群是什么状态也可以想象得到了。根据调查结果，目前我国 18 岁及以上成人高血压知晓率为 46.9%~51.6%，治疗率为 40.7%~45.8%，而控制率仅为 15.3%~16.8%。因此，对于高血压的治疗仍然任重道远。

血压高，吃药就行了吗

首先，血压超过120/80毫米汞柱就要进行干预，而不是等达到高血压的标准。干预的方法包括控制饮食、少吃盐（小于5克每天）、保证充足的膳食纤维摄入，少喝酒、戒烟、多运动、维持理想体重，避免精神持续紧张，保证充足睡眠等。这些是干预血压的第一步，也是避免血压继续升高的有效措施。

其次，医生根据患者的具体情况确定治疗方案。如果是继发性高血压，需要根据原发病的情况予以相应的治疗；如果是原发性高血压，需要根据血压及合并症的情况决定是否服用降压药。

> 上个月，门诊来了一个患者，患高血压10多年了，最近一两个月血压特别高。她在外面看了好几次，药越吃越多，效果却不太好。正好我的朋友认识她，让她来找我。看了一下她做的血压记录，确实挺高，但只有3天，说是前面记的血压结果都丢掉了。

这里要提醒一下大家，记血压是为了了解血压变化的过程，记了又丢了和没有记的结果是一样的。上述这位患者也吃了好几种药，药量也不少，但是什么检查也没做过。给她抽了血，做了肾上腺CT，结果发现有一个肾上腺瘤。手术切除以后，患者的血压就好了很多。

当然，像这种继发性高血压的患者不是很多，更多的是原发性高血压的患者。目前常用的经典降压药有五大类，包括利尿剂、钙离子拮抗剂、血管紧张素转化酶抑制剂、血管紧张素受体拮抗剂、β受体阻滞剂。

（1）利尿剂：属于最早用于治疗高血压的一类药物，包括氢氯噻嗪、螺内酯、吲达帕胺、呋塞米等药。这类药物的主要不良反应是对血糖、血脂、尿酸代谢有影响，也有可能引起血钾、血钠水平的变化。

（2）钙通道阻滞剂（CCB类）：也叫钙离子拮抗剂，目前常用的主要是二氢吡啶类钙离子拮抗剂，包括硝苯地平、氨氯地平、非洛地平等地平类药物，主要的不良反应是心动过速、头痛、肢体水肿、牙龈增生等。

（3）血管紧张素转化酶抑制剂（ACEI类）：包括卡托普利、依那普利、福辛普利、培哚普利等普利类药物，不良反应有血管神经性水肿、干咳等。

（4）血管紧张素受体拮抗剂（ARB类）：主要是各种沙坦类药物，包括氯沙坦、缬沙坦、厄贝沙坦、坎地沙坦、替米沙坦等，这类药物与ACEI类药物作用于同一条通路的不同节点，降压作用和心脑肾的保护作用与ACEI类药物相似，同时避免了ACEI类药物干咳的不良反应，这类药物的不良反应主要有血管神经性水肿、高钾血症等。

（5）β 受体阻滞剂：常用的有美托洛尔、比索洛尔、卡维地洛、拉贝洛尔，这类药物在降压的同时还能减慢心率，主要不良反应是心动过缓、哮喘、血脂代谢异常，大剂量使用时也可能加重闭塞性下肢动脉硬化的症状。

对于没有冠心病、脑血管病、糖尿病、肾脏疾病等合并症的患者，这5类降压药物均可选择。合并冠心病、心绞痛者首选地平类或 β 受体阻滞剂；心肌梗死后患者首选普利类或 β 受体阻滞剂；慢性心衰者首选 β 受体阻滞剂、普利类、沙坦类或利尿剂；合并慢性肾病者首选普利类或沙坦类；老年高血压患者可选择地平类、利尿剂，或普利类和沙坦类；合并糖尿病的患者首选普利类或沙坦类；有阵发性房颤者首选沙坦类；合并血脂异常者首选普利类或沙坦类。血压控制不佳，可选择两种或三种联合用药，但是普利类和沙坦类不能联用，因为它们是作用在一条通路的上下游，不能起到协同降压的作用。另外，也不建议联用同一类的药物。

其他少用的还有 α 受体阻滞剂、中枢类降压药。α 受体阻滞剂包括特拉唑嗪、多沙唑嗪、哌唑嗪等，这类药物主要用于缓解前列腺增生引起的排尿困难症状，因为有扩张血管的效应，有时候也被用来作为辅助降压药物使用，不良反应主要是反射性心率增快、体位性低血压。中枢类降压药包括甲基多巴、可乐定，不良反应有眩晕、体位性低血压、性功能减退等。

近年来，国家还审批了一种新型降压药，血管紧张素受体脑啡肽酶抑制剂（ARNI），代表药物为沙库巴曲缬沙坦钠（商品名：诺欣妥），这是沙库巴曲与缬沙坦的共晶化合物，生物利用度更高。最初是作为心衰的治疗药物审批的，但是降压效果也很明显，因此又增加了高血压的适应证。它的不良反应主要是血管神经性水肿、高钾血症、低血压、胚胎毒性。该药尤其适合高血压合并心功能不全的患者使用，但需避免与普利类及沙坦类合用。

> 就在写这篇文章的时候，又有一个患者打电话过来。
>
> "庄医生呀，我这个降压药一直在吃，怎么血压又不好了啦？是不是产生耐药性了呀？这样一直吃下去，我不是要上瘾了吗？万一上瘾了可怎么办？这个药是不是不能吃了？"

目前所有的降压药都没有依赖性，不会成瘾。不吃药，血压会控制不好，吃药控制好血压，才会降低心脑血管病的发生风险，这是疾病治疗的需要，不是药物成瘾。

当然，降压药也会有一些不良反应，有些轻微的不良反应在坚持用药一段时间后会消失。如果不良反应持续存在，可以调换其他种类的降压药。

至于耐药性，也是不存在的。如果出现过了一段时间，用药效果不好，血压又高了，不是因为耐药了，而是病情变化了。这个时候可以增加药物的剂量，或者调整药物的种类，血压也就被控制好了。

那么血压正常了是否应该减药呢？血压正常是药物起效的表现，如果不正常，说明药物效果不佳，需要调整剂量或者种类。如果停了药，让控制血压正常的因素消失了，血压会再次升高。如果调节了生活习惯，或者生病导致血压过低，可以减少降压药的用量，甚至停药，但要注意监测血压变化，一旦血压升高，还是要及时用药。

因此，血压不好的时候，不要怀疑自己药物耐药了，也不要害怕自己上瘾，而是要寻找原因，进行针对性的处理。

Chapter Three 第三章

血管堵塞的"元凶"
——高血脂

常听闻血脂高，究竟什么是血脂高？

血脂高了如何应对？

我正在门诊忙着的时候，一个患者硬要挤进来。

患者："医生，我问一个问题。"

我："你有什么问题？"

患者："我就想让你看看我这个血脂怎么样？"

我："这个血脂有点高。"

患者："哪里高了？不是一个箭头都没有吗？"

我："箭头是根据正常人的标准来画的，你有冠心病，要求更高些。"

患者："这个，我已经搭过桥了呀，病已经好了。"

我："搭桥只是帮你解决血管不通畅的问题，那么为什么不通畅，还是要吃药解决的。"

患者："哎哟，怎么这样呀，早知道还要吃药的话，手术就不做了。对了，你说我就查了一个血脂，这单子上怎么有这么多项目？现在的医院哦，真是瞎来！"

我："这个不是瞎来，你听我给你慢慢说这血脂到底是怎么回事吧。"

被插队的患者连忙叫道："我病还没看完呢，你不能慢慢给他讲。"

我："你的问题和他差不多，正好要给你讲讲。"

血脂高很常见，但不是好事

血脂是指血浆中的脂质成分，包括中性脂肪（甘油三酯）和类脂（磷脂、糖脂、固醇、类固醇）。狭义上来讲，血脂的主要成分是甘油三酯和胆固醇，甘油三酯参与人体内能量代谢，而胆固醇则要合成细胞膜、类固醇激素和胆汁酸。目前，临床上最受关注的也是甘油三酯和胆固醇。

随着研究的不断深入，脂蛋白 a［LP（a）］在临床上也越来越受到重视。

低密度脂蛋白是高血脂导致动脉粥样硬化的主要成分。当低密度脂蛋白增高时，可以经过损伤的内皮细胞进入血管壁的内膜，并被氧化修饰为氧化型低密度脂蛋白（ox-LDL），会进一步加重内皮细胞的受损；同时它被巨噬细胞吞噬后形成泡沫细胞，就形成了最早期的粥样硬化病变。

这种巨噬细胞会进一步分泌很多的生长因子和炎症介质，促进斑块不断地发展而形成动脉粥样硬化斑块。斑块易破裂出血或形成溃疡，因此，斑块具有不稳定性。若斑块在局部形成血栓或者是破裂脱落进入血流成为栓子，导致急性的心脑血管疾病发作。还有研究表明，脂蛋白 a 中的氧化磷脂（ox-PL）也通过类似的作用而导致血管动脉粥样硬化的进展。

血脂在血液中以脂蛋白的形式转运，脂蛋白根据密度分为乳糜微粒（CM）、极低密度脂蛋白（VLDL）、低密度脂蛋白（LDL）、中等密度脂蛋白（IDL）以及高密度脂蛋白（HDL）。甘油三酯（TG）的主要携带者是乳糜微粒和极低密度脂蛋白，胆固醇的主要携带者是低密度脂蛋白和高密度脂蛋白。

目前的研究表明，高密度脂蛋白有保护作用；而低密度脂蛋白和脂蛋白 a 能导致动脉粥样硬化，低密度脂蛋白也是目前血脂控制的主要目标。

高脂血症是一种常见疾病，系指血浆中总胆固醇（TC）、甘油三酯、低密度脂蛋白胆固醇（LDL-C）三者中一种或多种水平升高，有时也伴有高密度脂蛋白胆固醇（HDL-C）降低。

高脂血症除了少数继发于其他全身疾病以外，多数是环境和遗传因素导致的原发性病变。甘油三酯与饮食关系较大，而总胆固醇与代谢关系较大。

血脂与冠心病"共同进退"

血脂异常的主要危害是增加动脉粥样硬化性心血管疾病（ASCVD）的发病风险，因此，血脂的目标值也是根据 ASCVD 的风险来设定的。

血脂正常值及分层标准表

单位：毫摩 / 升（毫克 / 分升）

分层	总胆固醇	LDL-C	HDL-C	甘油三酯
理想水平	/	< 2.6（100）	/	/
合适水平	< 5.2（200）	< 3.4（130）	/	< 1.7（150）
边缘水平	5.2（200）~ 6.2（240）	3.4（130）~ 4.1（160）	/	1.7（150）~ 2.3（200）
升高	≥ 6.2（240）	≥ 4.1（160）	/	≥ 2.3（200）
降低	/	/	<1.0（40）	/

事实上，这个标准值是打印在血脂检查单上作为参考值的。因此，我们经常会碰到患者拿着检查单在诊室咨询："我的血脂都在正常值范围内，为什么还要吃降脂药？"

标准表中的参考值是作为普通人的一级预防用的，对于确诊冠心病的患者是不适用的。我们需要根据患者的危险分层设定不同的目标值，并进行相应的治疗。因为低密度脂蛋白胆固醇是 ASCVD 发病的关键因素，所以血脂治疗的主要目标值也以低密度脂蛋白胆固醇为标准。

临床诊疗中所讲的低密度脂蛋白胆固醇和低密度脂蛋白是等同的含义。

血脂异常的危险分层及治疗目标值

危险分层	疾病及危险因素	LDL-C 目标值 毫摩/升（毫克/分升）
超高危	≥ 2 次严重的 ASCVD 事件[①] 1 次严重的 ASCVD 事件合并 ≥ 2 个高风险因素[②]	1.4（53）
极高危	ASCVD 患者 LDL-C ≥ 4.9 毫摩/升或 TC ≥ 7.2 毫摩/升	1.8（70）
高危	糖尿病患者 1.8 毫摩/升 ≤ LDL-C < 4.9 毫摩/升，或 3.1 毫摩/升 ≤ TC < 7.2 毫摩/升并且年龄 ≥ 40 岁 高血压 +2 项及以上危险因素[③]	2.6（100）
中危	无高血压，2 项及以上危险因素 高血压 +1 项及以上危险因素	3.4（130）
低危	无高血压，0 ~ 1 项及以上危险因素 高血压，无危险因素	3.4（130）

注：ASCVD 包括急性冠脉综合征（ACS）、稳定性冠心病、血运重建术后、缺血性心肌病、缺血性脑卒中、短暂性脑缺血发作、外周动脉粥样硬化病。

① 严重 ASCVD 事件是指既往 12 个月内发生过 ACS，有心肌梗死史、缺血性卒中史，有症状的周围血管病变，既往接受过血运重建或者截肢。

② 高风险因素包括多血管病变（冠状动脉、脑动脉和外周动脉同时存在 2 ~ 3 处有缺血症状的动脉病变）、早发冠心病（男性 < 55 岁，女性 < 65 岁）、家族性高胆固醇血症或基线 LDL-C > 4.9 毫摩/升、既往有冠脉搭桥或者冠脉介入治疗史、糖尿病、高血压、慢性肾脏病（3/4 期）、吸烟、最大耐受剂量他汀类药物治疗后 LDL-C 仍然 ≥ 2.6 毫摩/升。

③ 危险因素有吸烟、年龄（男性 > 45 岁、女性 > 55 岁）、HDL-C < 1.0 毫摩/升（40 毫克/分升）。

除了 LDL-C 以外，普通人的 TG 应该小于 5.6 毫摩 / 升；而心血管病高风险患者或者已经患有心血管病者，TG 应该小于 2.3 毫摩 / 升。

事实上，血脂的强化治疗能够明显地缩小动脉粥样斑块。2022 年 5 月新发布的 PACMAN AMI 研究的结果发现，在予以瑞舒伐他汀及阿利西尤单抗强化治疗 52 周以后，LDL 控制至 0.61 毫摩 / 升，冠状动脉斑块体积明显缩小，纤维帽厚度明显增加，斑块更加稳定，相应的心血管事件也减少。

另一项荟萃分析也表明，无论是单纯使用他汀类药物，还是使用他汀类药物且加用非他汀类降脂药物以后，LDL-C 每降低 1 毫摩 / 升，主要不良血管事件相对风险都降低 20% 以上；并且 LDL-C 降低与严重不良事件、肌痛和 / 或肌炎、转氨酶水平升高、新发糖尿病、出血性脑梗死或癌症的风险增加无关。这些结果表明，在现有的标准之上，更进一步降低 LDL-C 的水平能有更大的获益，并且是安全的。

应对高血脂要多管齐下

既然说到高血脂的危害，那么必然要说到治疗。

跟高血压一样，高血脂患者首先需要进行生活方式的改变，比如要适当运动、保持合理的体重，多吃蔬菜、牛奶、豆类以及谷类食物，也要适当进食鸡、鱼、肉、蛋以补充蛋白质，优先选择鱼、虾和禽类。虽然，国外有研究说食物的脂肪与体内的血脂关系不大，但我们还是建议限制脂肪摄入的。

除此之外，还要控制食盐（每天低于 5 克）、酒精的摄入，最好不饮酒。虽然说"头孢配小酒，唢呐吹一宿"，但是不服用头孢也不推荐饮酒。

其次是减少影响血脂的药物应用，比如说常用的利尿剂氢氯噻嗪、降压药倍他乐克等。如果病情需要的话，还是要用的。

最后就是最重要的药物治疗了。可能绝大部分高血脂患者都服用过他汀类药物。他汀类药物是目前最常用的降脂药，主要是阿托伐他汀、瑞舒伐他汀这两种。还有配合使用的胆固醇吸收抑制剂——依折麦布。此外，PCSK9 抑制剂也少不了，代表药物是依洛尤单抗（evolocumab）、阿洛西尤单抗（alirocumab），这类药物大多数用于使用他汀类药物效果不好的患者。

目前有报道使用脂质纳米颗粒在活体食蟹猴中传递的 CRISPR 碱基编辑器可以有效且精确地修改 PCSK9 基因，达到降低血脂水平的目的，正在准备进行临床试验，如果成功的话，我们就又多了一个治疗高血脂的"工具"。

还有一点，就是大家可能都比较关心的鱼油。鱼油富含 ω−3 不饱和脂肪酸，对于降低血液中的甘油三酯有帮助，但是，需要明确的是只有大剂量高纯度的（4 克／天）的鱼油才能降低心脑血管疾病的风险。我们日常在商店里购买的鱼油只是保健品，可以吃，但目前没有证据证明它们能够像药物一样降低心血管病风险。毕竟离开剂量谈效果，都是"耍流氓"。

还有一点需要注意的是，90％以上的甲状腺功能减退（甲减）患者都存在血脂代谢异常，而甲减患者大部分有肌无力、肌痉挛、肌痛等肌肉的不良反应。这类患者服用他汀类药物后容易加重肌肉不良反应，同时他汀类药物也会加速左甲状腺素的降解，影响甲减的治疗效果。对于合并患有甲减的高脂血症患者应先予左甲状腺素治疗甲减，改善代谢并降低血脂水平后，再根据血脂情况决定他汀药物的使用。

患者需要用药 2 个月之内进行复查评估，达不到治疗目标需要调整治疗方案，达标的患者需要坚持用药半年到一年进行复查。

除了服药之外，患者还要定时监测血脂的变化情况。这样才知道是否需要吃药，或者药物是否需要调整。

ASCVD 的患者以及存在多项危险因素（高血压、糖尿病、肥胖、吸烟、早发心血管病家族史、家族性高脂血症）的高危人群应该 3～6

个月检查一次血脂水平。40 岁以上男性和绝经后女性应该每年检查一次血脂水平。20～40 岁的成年人至少每 5 年检查一次血脂水平。皮肤或肌腱黄色素瘤及跟腱增厚者每年至少检查一次血脂水平。

降脂药那么多不良反应，我会"中招"吗

最近，有一个搭桥术后的老患者找到我，问我为什么她的血脂又不好了。

我问她最近生活习惯有什么改变，诸如饮食、睡眠之类。

她告诉我一切都没有变化。

然后问她有没有吃什么特殊的药物。也回答没有。

我再仔细地问她，原来是把阿托伐他汀给停了。

我问她为什么。她拿出说明书说："你看这个药的不良反应这么多，大家都说不能吃呢。"

那么降脂药有那么多种不良反应，到底能不能吃？

需要明确一点，降脂药的不良反应虽然有很多种，但发生率并不高，比起患心血管病的风险来说，还是利大于弊的。而且，即使发生了不良反应，也需要跟医生沟通，调整治疗方案，而不是擅自停药。大多数患者是可以放心使用他汀类药物的。

他汀类药物是最常用的降脂药，它最常见的不良反应是肝脏和肌肉损伤。事实上，在所有接受他汀类药物治疗的患者中，仅有 1%～2% 出现转氨酶水平升高超过正常值上限的 3 倍而需要停药，且多数发生在用药后 3 个月内。药物剂量越大，发生的概率越高，

在停药后转氨酶水平即刻下降。

单纯性转氨酶升高的无症状患者（转氨酶水平＜3倍正常值）不需要调整剂量或中止治疗；如果转氨酶水平大于3倍正常值，可考虑停药或减量，同时每周复查肝功能，直至恢复正常；转氨酶水平升高的同时伴有肝大、黄疸、胆红素升高、凝血时间延长等严重肝损表现的患者应当立即停药；肝功能轻度受损的非酒精性脂肪肝（NAFLD）、乙肝（HBV）、丙肝（HCV）和代偿期肝硬化患者，使用他汀类药物是安全的，但应加强肝功能监测；活动性肝病、失代偿期肝硬化、急性肝衰竭患者禁用他汀类药物。

除肝功能损伤外，还有肌肉不良反应，主要表现为肌痛、肌炎和横纹肌溶解。肌痛偶有发生，肌炎和横纹肌溶解罕见，如果发生了可能需要调整用药。研究表明，中等强度的运动训练能够改善他汀类药物使用者的肌肉和运动能力，使肌肉线粒体功能和纤维毛细血管化。

另外，瑞舒伐他汀不经肝脏代谢，90%以原形通过肾脏排泄，肝功能不全的患者可以应用；而阿托伐他汀、辛伐他汀等主要经肝脏代谢后由胆汁清除，不经过肾脏排泄，可以应用于肾功能不全的患者。

"共进晚餐"的他汀类药物

他汀类药物是降脂药的基础，需要长期服用，根据药物的种类和患者的病情选择合适的服用时间。

很多医生在处方他汀类药物的时候都要求患者在晚上服用，而患者常常无法做到。很多患者都有疑问，到底是不是一定要在晚上服用。

对于辛伐他汀、氟伐他汀这样半衰期短的他汀类药物，在晚上服用比在早上服用降低胆固醇的幅度更大，所以适合在晚上服用。而食物会降低匹伐他汀、普伐他汀的吸收，所以需要在晚饭后或者睡前服用。洛伐他汀也是短半衰期的药物，进食可以增加它的吸收，所以在晚餐时服用最合适。阿托伐他汀、瑞舒伐他汀属于半衰期长的他汀类药物，可以在一天的任意时间服用。氟伐他汀的缓释剂通过改善剂型，延长了起效时间，也是可以在任意时间服用。

一项多中心研究表明，坚持服用他汀类药物 2 年以上，可以稳定动脉粥样硬化斑块，减少动脉粥样硬化的风险。

关于脂蛋白 a 和残余胆固醇

脂蛋白 a［Lp（a）］是由肝脏合成的一种类低密度脂蛋白的颗粒，由包含载脂蛋白 B100（ApoB100）的 LDL 颗粒、载脂蛋白 A［ApoA］和氧化磷脂（ox-PL）构成，由于 Apo（a）的肽链长短不一，所以 Lp（a）具有明显的多态性、大小不等。Lp（a）最初在 20 世纪 80 年代引起人们的关注，但由于流行病学研究的缺陷，并没有得到足够的研究与重视。

近些年的一些研究揭示了 Lp（a）与动脉粥样硬化的关系，证明了 Lp（a）与心血管疾病之间存在独立的因果关系。研究表明，确诊为 ASCVD 且 Lp（a）水平升高＞500 毫克 / 升的患者患心血管疾病的风险增加 31%，ASCVD 事件的发生率为 41.5%。也有研究表明，Lp（a）水平高于 1 800 毫克 / 升可能与 ASCVD 的终生风险有关，相当于杂合性家族性高胆固醇血症的风险。

根据中国人群的研究结果，指南推荐 Lp（a）水平低于 300 毫克 / 升，并推荐在以下人群中进行 Lp（a）筛查：ASCVD 极高危人群，早发 ASCVD 家族史（男＜55 岁，女＜65 岁），直系亲属血清 Lp（a）水平＞900 毫克 / 升，家族性高胆固醇血症或其他遗传性血脂异常，钙化性主动脉瓣狭窄（CAVS）。

20%～30%的总人口存在Lp（a）水平升高。Lp（a）主要受遗传因素的影响，其代谢过程目前并不完全清楚，因此其致病机制也没研究清楚。目前也没有专门的药物将Lp（a）浓度降低到实现心血管益处所需的程度。他汀类药物不降低或升高Lp（a）水平；而烟酸使其降低约30%，但没有心血管获益。PCSK9抑制剂能够降低Lp（a）50～120毫克/升；然而这种益处似乎只在Lp（a）水平非常高的患者中才能看到。据报道，米泊美生（一种血浆胆固醇酯转移蛋白抑制剂）可以降低Lp（a）的水平，但是没有明确的心血管获益。

目前，诺华公司正在开发一种全新的药物——Pelacarsen，这是一种肝细胞导向的第二代反义寡核苷酸（ASO），能够靶向结合肝细胞中的载脂蛋白A信使RNA（mRNA），阻止载脂蛋白A的翻译和产生，最终阻断Lp（a）的合成。Ⅱ期临床试验的数据表明，Lp（a）降低了50%以上，并且效果能维持16周。目前正在进行Ⅲ期临床试验，顺利的话，Pelacarsen有望成为第一个针对Lp（a）的药物。

另一个正在研发的药物是Olpasiran，这是一种利用小干扰RNA（siRNA）技术的Lp（a）靶向剂，Ⅰ期临床试验显示Olpasiran在剂量≥9毫克时，Lp（a）下降的中位数百分比＞90%，并且其作用持续时间超过6个月。如果这两个药物成功上市，将为降低Lp（a）的治疗提供有效的手段，也能够更好地降低心血管病的风险。

残余胆固醇（RC）包括富含甘油三酯的极低密度脂蛋白、中等密度脂蛋白和非空腹状态下的乳糜微粒残留物中的胆固醇含量；非空腹状态下体内RC的水平较空腹时约高0.2毫摩/升，但并没有临床意义；因此建议在大多数患者中使用非空腹血脂，在非空腹血浆甘油三酯＞5毫摩/升（440毫克/分升）时可以考虑空腹采样。

残余胆固醇＝总胆固醇－低密度脂蛋白胆固醇－高密度脂蛋白胆固醇

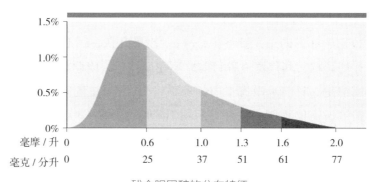

残余胆固醇的分布特征

浓度分布不对称，尾端朝向更高的水平

流行病学和孟德尔随机研究表明，残余胆固醇升高与包括心肌梗死在内的缺血性心脏病风险的增加有很强的相关性；残余胆固醇不依赖低密度脂蛋白胆固醇促进动脉粥样硬化性心血管疾病。

PREDIMED 队列研究分析了残余胆固醇水平和主要不良心血管事件（心肌梗死、卒中或心血管死亡）之间的关系，发现 RC 每增加 10 毫克 / 分升（0.26 毫摩 / 升），主要不良心血管事件（MACE）风险则增加 21%；在超重或肥胖人群中，TG 和 RC 的水平与心血管事件的发生相关，且独立于生活方式和其他危险因素。RC > 30 毫克 / 分升（0.78 毫摩 / 升）可作为识别心血管高风险的临界值，将 RC 降低 32 毫克 / 分升（0.83 毫摩 / 升）估计可减少 20% 的 MACE 复发。非空腹 RC 每增加 1 毫摩 / 升，相应的缺血性心脏病的风险增加 2.8 倍。

治疗方面除了选择减重、低脂饮食、限酒戒烟和体力活动之外，他汀类、贝特类、烟酸类药物，高纯度鱼油制剂和 PCSK9 抑制剂等常见的降胆固醇或 TG 药物均可降低 RC 的水平。

Chapter Tour 第四章

"甜心杀手"高血糖，且甜且危险

糖尿病与冠心病，看似无关实则关系密切。

做好"控制"非常重要。

"王××，请到14号诊间就诊。"随着系统的叫号声，一位瘦瘦的老先生走进了诊室。

　　我："哎呀，你怎么这么瘦了？"

　　老先生："我也不知道呢，这几个月饭量还比以前大了，但是体重倒是减了七八斤。"

　　我："哦，是吗？那人有什么不舒服吗？"

　　"没什么不舒服，自从手术过后，一点都不胸闷了。"说着，老先生拿出水杯，"咕咚咕咚"喝了大半杯。

　　我："好的，那我们检查一下。"

　　就在检查快要结束的时候，老先生有点不安，说："不好意思，我去上个厕所。"

　　虽然检查心脏没有发现什么问题，但总觉得哪里不太对。我仔细回想老先生的表现，"三多一少"，这是糖尿病的典型症状。

　　糖尿病会有典型的"三多一少"表现，即多饮、多食、多尿，体重下降。

　　原来如此，我心里踏实了很多。

　　我："王老，您这个心脏是没什么问题。但是，最近几个月是不是吃得多、喝得多，小便也多，但体重却明显下降？"

　　老先生："是的，是的。反复要去上厕所，太麻烦。不知道是不是前列腺有问题，一会要去看看。"

　　我："别去看前列腺，先测个血糖吧。"

　　结果毫无意外，血糖很高。

患了糖尿病却死于冠心病

糖尿病是冠心病的明确发病危险因素, 在糖尿病患者中, 动脉粥样硬化的发生很常见。

> 研究表明, 在 2 型糖尿病患者中冠心病的患病率约为 40％, 并且超过一半的糖尿病患者最终死于冠心病的急性或慢性并发症; 糖尿病患者的冠心病易感性至少是非糖尿病患者的 2～4 倍, 死亡率是非糖尿病患者的 3～7 倍。

糖尿病与更严重的冠状动脉粥样硬化有关, 并且不受其他心血管危险因素的影响; 糖尿病对女性患者的冠状动脉粥样硬化的影响大于男性。控制血糖能够有效减少冠心病的发生及进展。

因为糖尿病患者的心源性死亡率比较高, 同时糖尿病的知晓就诊率又不高, 所以有理由相信有一部分糖尿病患者死于心血管疾病而没有被发现, 也就是说糖尿病患者中真实的冠心病患病率和死亡率比我们知道的可能更高。

我国糖尿病的患病率已经由 1980 年的 0.67％ 升高至 2017 年的 11.2％, 40 年不到的时间升高了将近 20 倍, 这还没有算上糖尿病前期的患者。所有糖尿病患者中 2 型糖尿病占比 90％ 以上, 并且经济发达地区的发病率高于中等、不发达地区, 城市高于农村。除了发病率高以外, 糖尿病的知晓率、就诊率、控制率也很低, 均不超过 50％。

因此, 能够有效改善糖尿病的知晓率、控制率对冠心病的防治具有重要意义。

判断是否得糖尿病的"金标准"

临床上一般根据静脉血浆葡萄糖的测定值来诊断糖尿病。只测一个空腹血糖值容易漏诊糖尿病，最好同时检查空腹血糖、口服葡萄糖耐量试验（OGTT）、2 小时后血糖，以及糖化血红蛋白（HbA1c）。

另外，急性感染、创伤或者其他应激状态下的血糖升高不能作为糖尿病的诊断标准，需等应激状态结束以后复查，再根据结果进行诊断。

1999 年世界卫生组织根据病因学证据把糖尿病分为 4 种类型：1 型糖尿病、2 型糖尿病、特殊类型糖尿病和妊娠期糖尿病。1 型糖尿病主要是胰岛 β 细胞数量减少甚至消失而导致胰岛素分泌明显减少或消失，需要胰岛素替代治疗。2 型糖尿病主要是胰岛素调控糖代谢的能力下降（即胰岛素抵抗）伴有胰岛 β 细胞功能缺陷导致胰岛素分泌减少，早期可通过药物治疗，晚期可能也需要胰岛素治疗。特殊类型糖尿病比如胰岛 β 细胞或受体等基因缺陷、胰腺炎、糖皮质抵抗等，虽然发病率不高，但病因相对明确，可以针对性治疗。妊娠期糖尿病指孕期发现的糖尿病，需要积极进行相应的监测治疗，产后 4 ~ 12 周应重新评估糖代谢情况。

糖代谢状态分类（世界卫生组织 WHO1999 年）

糖代谢状态	静脉血浆葡萄糖（毫摩 / 升）	
	空腹血糖	糖负荷后 2 小时血糖
正常血糖	< 6.1	< 7.8
空腹血糖受损	≥ 6.1, < 7.0	< 7.8
糖耐量受损	< 7.0	≥ 7.8, < 11.1
糖尿病	≥ 7.0	≥ 11.1

注：空腹血糖受损和糖耐量受损合称为糖调节受损，也称为糖尿病前期；空腹血糖正常参考值下限为 3.9 毫摩 / 升。

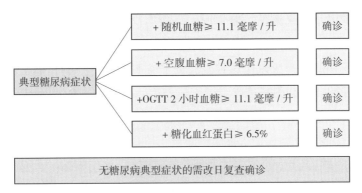

典型糖尿病症状

+ 随机血糖≥ 11.1 毫摩 / 升　　确诊

+ 空腹血糖≥ 7.0 毫摩 / 升　　确诊

+OGTT 2 小时血糖≥ 11.1 毫摩 / 升　　确诊

+ 糖化血红蛋白≥ 6.5%　　确诊

无糖尿病典型症状的需改日复查确诊

糖尿病的诊断

典型糖尿病症状为烦渴多饮、多食、多尿、不明原因体重下降；随机血糖即不考虑上次进餐时间，一天中任意时间检测的血糖值，不能用来诊断糖调节受损；空腹指至少 8 小时没有进食能量。

控制 2 型糖尿病有综合目标

2 型糖尿病往往是代谢综合征的一个部分，而合并的其他代谢综合征的部分，如高血压、高血脂、肥胖等，会使 2 型糖尿病合并症的发生、进展显著增加。因此，针对 2 型糖尿病的治疗目标是包括血糖、血压、血脂、体重的综合目标，并且在需要的时候予以抗血小板治疗。

HbA1c 是反应血糖控制状况的主要指标，其控制水平与糖尿病的微血管并发症密切相关。对于年轻病程短、预期寿命长、没有并发症的患者，在无低血糖或其他不良反应的情况下建议严格控制HbA1c（＜ 6.5%，或尽量接近正常）；相反，对于年龄大、病程长、有严重低血糖病史、预期寿命短、有严重合并症的患者，HbA1c 的指标可适当放宽。

HbA1c 是反映既往 2 ~ 3 个月的总体血糖控制情况，不能反映即刻的血糖水平，也不能反映血糖的波动情况。因此，还需要结合空腹血糖的结果来评估控制情况，一般空腹血糖的要求是 4.4 ~ 7.0 毫摩 / 升，非空腹血糖要求 < 10.0 毫摩 / 升。因为糖尿病是一种慢性病，不会长期住院，所以像这种空腹或非空腹血糖的控制目标常常需要患者进行自我监测来达成。

2 型糖尿病的综合控制目标

指标	目标值
指末血糖（毫摩 / 升）	
空腹	4.4 ~ 7.0
非空腹	< 10.0
糖化血红蛋白（%）	< 7.0
血压（毫米汞柱）	< 130/80
总胆固醇（毫摩 / 升）	< 4.5
高密度脂蛋白胆固醇（毫摩 / 升）	
男	> 1.0
女	> 1.3
甘油三酯（毫摩 / 升）	< 1.7
低密度脂蛋白胆固醇（毫摩 / 升）	
未合并动脉粥样硬化性心血管疾病	< 2.6
合并动脉粥样硬化性心血管疾病	< 1.8
体重指数（BMI）（千克 / 平方米）	< 24

哪些药可以让血糖乖乖听话

药物主要分为三大类，口服降糖药、胰岛素、胰升糖素样肽－1受体激动剂。胰岛素需注射使用，口服无效，胰升糖素样肽－1受体激动剂的国内产品也是注射产品，口服产品尚未上市。

口服降糖药包括双胍类、磺脲类、格列奈类、二肽基肽酶Ⅳ抑制剂（DPP4i）、噻唑烷二酮类（TZD）、α－糖苷酶抑制剂和钠－葡萄糖共转运蛋白2抑制剂（SGLT2i）。

双胍类的主要药物是二甲双胍，主要通过减少肝脏葡萄糖的输出和改善外周胰岛素抵抗来降低血糖，是2型糖尿病的一线用药和联合用药中的基本用药。

磺脲类的主要药物是格列本脲、格列美脲、格列齐特、格列吡嗪和格列喹酮，主要通过促进胰岛素分泌来降低血糖。

格列奈类的主要药物是瑞格列奈、那格列奈和米格列奈，主要是通过刺激胰岛素的早时相分泌来降低餐后血糖，也有一定的降空腹血糖作用，所以需要在餐前即刻服用。

二肽基肽酶Ⅳ抑制剂主要药物是西格列汀、沙格列汀、维格列汀、利格列汀和阿格列汀，主要是通过抑制二肽基肽酶Ⅳ减少胰高血糖素样肽－1（GLP-1）的失活而增加GLP-1的水平，GLP-1能增加胰岛素分泌，抑制胰高血糖素的分泌。

噻唑烷二酮类的主要药物是罗格列酮和吡格列酮，主要是通过增加靶细胞对胰岛素的敏感性来降低血糖。这类药物有加重心衰的风险。

α－糖苷酶抑制剂的主要药物是阿卡波糖、伏格列波糖和米格列醇，主要是通过小肠对碳水化合物的吸收而降低餐后血糖，因此推荐每餐前即刻吞服此类药物或者与第一口食物一起嚼服。

钠－葡萄糖共转运蛋白2抑制剂主要有达格列净、恩格列净、卡格列净和艾托格列净，主要是通过抑制肾脏对葡萄糖的重吸收、促进尿糖排出而降低血糖。最近的研究表明，钠－葡萄糖共转运蛋白 2 抑制剂还能够降低血压、改善患者心衰，所以国外已经开始推荐用于合并糖尿病或者无糖尿病患者的抗心衰治疗。

口服药物效果不佳或有禁忌证时，可以直接补充胰岛素。胰岛素主要分为短效、中效、长效和混合胰岛素，还有胰岛素类似物。胰岛素不能口服，需要更多针对性的学习以掌握相关的自我管理能力，以达到最佳治疗效果并避免低血糖等并发症。

胰升糖素样肽 –1 受体激动剂（GLP–RA）主要有利拉鲁肽、艾塞那肽、贝拉鲁肽、洛塞那肽、艾塞那肽微球、索玛鲁肽、阿必鲁肽、度拉糖肽，这类药能够促进胰岛素分泌、抑制胰高血糖素分泌、增强葡萄糖摄取并抑制其生成，还能抑制胃排空及食欲。这类药还有明显的减重作用。

除了吃药，控制 2 型糖尿病还能做些什么

一天晚上，我下班去接太太回家，结果她说一个同事因为糖尿病住院了，工作实在做不完要加班，让我先回去。

我感到很震惊，她的同事只有 40 岁不到。更让人震惊的是她跟我说这个同事有糖尿病家族史，同事的所有直系亲属都在 40 岁前后确诊糖尿病，而同事其实发现糖尿病已经有两年了，但是因为没有症状，所以从来不控制，每天血糖都在 20 毫摩 / 升以上，这次不得不住院了。

研究表明，通过合理的个体化营养治疗可以降低 2 型糖尿病患者 HbA1c 0.3% ~ 2.0%，并能够避免营养不良。指南建议糖尿病患者按照 105 ~ 126 千焦（25 ~ 30 千卡）/ 千克（标准体重）/ 天的标准计算能量摄入，体力劳动重、体重低者增加能量，体重高者减少能量。其中脂肪供能占总能量的 20% ~ 30%，优质脂肪（不饱和脂肪酸）供能者可提高至 35%；碳水化合物功能占总能量的 50% ~ 65%，应选择低升糖指数的碳水化合物，适当增加非淀粉类蔬菜、水果、全谷类摄入，定时、定量进餐，成人每摄入 1 000 千卡的能量时，应保证 14 克的膳食纤维的摄入量；蛋白供能占 15% ~ 20%，其中优质蛋白占一半以上；肾功能不全者，蛋白不超过 0.8 克 / 千克体重。不推荐饮酒，食盐摄入限制在 5 克以内。

标准体重按照 WHO 的方法计算：男性 =［身高（厘米）–100］× 0.9（千克），女性 =［身高（厘米）–100］× 0.9 – 2.5（千克）。

成年的 2 型糖尿病患者应当每周进行 150 分钟（每周 5 次，每次 30 分钟）的中等强度（最大心率的 50% ~ 70%）的有氧运动。

通过能量控制及运动还可以控制体重，这也是控制糖尿病的必须要求之一。

吸烟是 HbA1c 升高的独立危险因素，所有糖尿病患者均应戒烟，减少二手烟的暴露。

血糖监测不可马虎

前几天我坐班门诊时遇到了一位患者，他刚做完冠脉支架半年，胸痛又发作了。

检查提示又有新的冠脉狭窄发生。患者跟我说："我再也不去放支架了，这些医生骗我，水平不行，刚做完没几天就复发了。"

我一边把他前后不同的病变位置指给他看，告诉他这次胸痛与之前的治疗没有关系，一边问他血压、血糖的情况。

他跟我说所有的药都在吃，然后我问他："吃了药以后复查血压、血糖了吗？"

他很不满地说："我吃药了呀，我一直在吃药呀！"

我再次问他："你吃药以后，复查过血压、血糖吗？"

看我的态度比较坚决，没有放弃不问的意思，他只好回答说没有。

我："一次也没有？"

患者："一次也没有！"

好吧，那就现场测一个。指末血糖 18.9 毫摩 / 升。

他看到这个结果，一下子跳了起来，激动地说道："怎么可能！我吃药了呀！我要去找那个医生，他给我的肯定是假药。"

我拉住他，告诉他："情绪激动容易诱发心绞痛，甚至心肌梗死。出现这种情况不怪别人，也不是因为药是假药，而是因为没有复查。我们不管是吃药还是打针，都是为了治病，用药是手段，治病是目的。手段有没有效，需要检查结果来判断。有效继续用，效果不好需要调整。因此，千万不要以为吃了药就可以什么都不管了。冠心病是一种多因素疾病，还没有被完全研究透彻，也不是说控制了危险因素就一定不会发病。"

血糖监测分为自我监测与院内监测。

自我监测主要是手指末端毛细血管血糖监测，俗称为指末血糖。坚持监测指末血糖除了能及时发现异常外，在就诊时也为医生作出有效的药物治疗提供依据，尽快控制好血糖。

做好自我监测血糖，首先要准备一个合格的血糖仪，并按质量控制要求校准。其次患者要和医生商量确定合理有效的监测方案，常用的监测时间点有三餐前、三餐后 2 小时、睡前及夜间。最后，操作要规范。采血前，被采者需要清洁双手，按摩并消毒采血部位，血样不够不要过度挤压以免影响结果。

此外，在天气寒冷或者心功能衰竭等影响末梢循环的情况下，指末血糖可能会偏低。因此，碰到血糖明显降低而并没有低血糖表现的患者需要考虑这个因素。

> 曾经碰到过一个患者，指末血糖只有 1.5 毫摩 / 升，但是患者的表现非常正常，复测了以后仍然是这样。我们实在不敢相信，就给患者抽了中心静脉血来检测，结果是 7.1 毫摩 / 升。如果不抽静脉血复测就给患者补充糖分的话，可能会把患者补出高血糖的。就这样避免了一次医疗差错，如果碰到奇怪的情况，还是要多想一想。

自我监测最重要的是要做好记录，包括血糖值、检测时间、饮食、运动、药物等情况。

医院内监测包括静脉血葡萄糖、糖化血红蛋白、糖化白蛋白检测。静脉血葡萄糖可反映当时的血糖状况、糖化血红蛋白反映近 2~3 月的血糖水平、糖化白蛋白可反映近 2~3 周的血糖水平。

除此之外，目前还有连续血糖监测技术，就是在患者的皮肤上埋置电极片，连续监测皮下组织液中葡萄糖浓度。这样可以更容易地发现高血糖和低血糖，也能增加患者血糖监测的依从性，但应用还不够广泛。

冠心病的其他"不定时炸弹"

除了"三高",
还有哪些"危险分子"容易导致冠心病?

吸烟的危害，心脏不可避免

　　疫情期间有两个月的全域静态管理时期，政府想方设法地保障了蔬菜粮油这些生活用品的供给，而并没有香烟。我看到小区的团购群里大家热火朝天地讨论怎么买香烟，邻里间如何相互帮助、互通有无。我说了一句"不是正好可以戒烟吗？吸烟的危害那么大。"然后大家纷纷叫苦不迭，说实在戒不了。

　　看着满屏的"苦水"，我陷入了沉思。看来要好好地加强戒烟门诊，最好能够走进社区。

　　吸烟是冠心病的主要危险因素之一，与动脉粥样硬化的发生和发展密切相关。吸烟者的血清胆固醇、甘油三酯和低密度脂蛋白水平显著高于不吸烟者，而血清高密度脂蛋白胆固醇水平低于不吸烟者。吸烟者的血管细胞黏附分子 -1（VCAM-1）、细胞间黏附分子 -1（ICAM-1）和 E- 选择素（E-selectin）的水平也明显升高。吸烟与 C 反应蛋白（CRP）、白细胞介素 -6（IL-6）和肿瘤坏死因子 -α（TNF-α）的水平升高有关。吸烟会增加血清晚期糖基化终末产物（AGE）水平，降低游离 AGE 受体（sRAGE）水平，从而增加 AGE-RAGE 应激。吸烟者单核细胞趋化蛋白 1（MCP-1）的表达也增加。

　　吸烟通过增加低密度脂蛋白的氧化，破坏冠状动脉内皮依赖的血管扩张，在冠状动脉粥样硬化早期和加速发展中发挥重要作用。除了导致冠心病外，早期和加速发展的冠状动脉粥样硬化也是血管闭塞严重程度的决定因素。

　　在宏观层面上，研究发现，吸烟与冠脉病变相关，随着吸烟数量的增加，冠状动脉闭塞的数量也会增加，并且吸烟者左前降支病变多于不吸烟者。吸烟者的冠脉病变，无论是狭窄程度，还是斑块负荷，都高于不吸烟者；并且吸烟者的冠脉病变位置多见于中远段，也给治疗带来困难。此外，吸烟还能导致冠脉痉挛。

同时，研究表明，吸烟者在接受经皮冠状动脉介入治疗心肌梗死后 30 天的死亡率更高。戒烟能够减轻冠脉的粥样硬化负荷，并使心血管病的死亡率下降大约 36%。每年全世界大约有 190 万人死于烟草相关的冠心病，占因冠心病死亡人数的 20%，因为暴露于二手烟引发的冠心病死亡约占因冠心病总死亡人数的 4.3%。中国非吸烟者的二手烟暴露率高达 68.1%，因此，控制烟草消费刻不容缓。

超重和肥胖也是冠心病的"风向标"

自 20 世纪 80 年代以来，大多数国家的肥胖症流行率都在上升。1980—2015 年，73 个国家的肥胖率翻了一番，在大多数其他国家，肥胖率还在继续增加。据估计，39% ~ 49% 的世界人口（28 亿 ~ 35 亿人）超重或肥胖。2015 年高身体质量指数（BMI）导致 400 万人死亡，其中 2/3 以上是由心血管疾病引起的。

肥胖是一种多因素疾病，其发病机制复杂，涉及生物、社会心理、社会经济和环境等多个因素。肥胖可以直接导致血脂异常、2 型糖尿病、高血压和睡眠障碍，这些都是心血管疾病的危险因素。除此之外，肥胖本身还是心血管疾病发展的独立危险因素。

中国的标准建议 BMI ≥ 24 千克 / 平方米为超重，BMI ≥ 28 千克 / 平方米为肥胖。另外，腹型肥胖是一种独立于 BMI 的心血管疾病风险标志，由腰围决定。因为腰围是腹部体脂的指标，内脏脂肪与心脏代谢性疾病和心血管疾病有关，并可预测其死亡率。即使在正常体重的人中，高腰围也可能揭示出更高的心血管疾病风险。考虑到身体尺寸的不同，腰臀比（WHR）已被证明为独立于 BMI 的心血管死亡率预测因素。

肥胖者体内的促炎细胞因子、MCP-1 和粒细胞—巨噬细胞集落刺激因子（GM-CSF）升高，氧化应激也显著增加。代谢健康肥胖者（肥胖但仍具有正常代谢状态）血浆 sICAM-1、E- 选择素和 P- 选择素水平高于代谢健康瘦者。胰岛素敏感代谢健康肥胖者体内这些细胞黏附分子水平低于胰岛素抵抗的代谢健康肥胖者。

肥胖可能通过胰岛素抵抗和炎症等加速早期的动脉粥样硬化病变。肥胖除了对心外膜冠状动脉的影响外，还与冠状动脉微血管的异常有关，冠状动脉微血管是冠状动脉血流的关键调节因素。冠状动脉微血管疾病在病理生理学上与内皮功能障碍有关，可能与小血管重构有关。冠状动脉微血管疾病经常与 CAD 对心肌缺血和 CAD 事件的影响共存，并使其复杂化。

生活方式的改变和减肥可以改善代谢综合征以及相关的全身炎症和内皮功能障碍。对不同年龄的男性和女性进行的随机研究发现，与不锻炼对照组相比，通常每周锻炼 3～5 次，持续 12～52 周，可以减少内脏脂肪。即使没有减重，锻炼也可以减少内脏脂肪。一项荟萃分析报告称，在没有减重的情况下，运动可以导致内脏脂肪减少 6.1%。

最有益的运动是有氧运动，高强度运动减少内脏脂肪并不总是优于中等强度运动。150 分钟 / 周的体力活动足以降低内脏脂肪，且额外的活动并不能继续减少内脏脂肪。通过限制能量摄入来减肥也能够降低内脏脂肪。内脏脂肪减少后，心血管疾病的风险也会下降。

打呼噜会导致冠心病吗

阻塞性睡眠呼吸暂停（OSA）最典型的表现是打呼噜，大多数人都觉得打呼噜是一件很平常的事情，并不是疾病，甚至认为打呼噜是睡得香的表现，事实果真如此吗？

阻塞性睡眠呼吸暂停的特征是反复发生完全性和部分上呼吸道阻塞事件，导致间歇性低氧血症、自主神经功能波动和睡眠碎片化。约有 34% 的中年男性和 17% 的中年女性患有阻塞性睡眠呼吸暂停。阻塞性睡眠呼吸暂停有独立增加冠状动脉事件的风险，会引起低氧 / 复氧的反复发生可能导致氧化应激和全身炎症，从而导致冠状动脉粥样硬化和急性心肌梗死（AMI）。

阻塞性睡眠呼吸暂停还与冠状动脉钙化、斑块不稳定性和斑块脆弱性有关，会使心血管事件或死亡的风险增加。低氧血症的严重程度是睡眠期间发生 ST 段压低的主要决定因素，在阻塞性睡眠呼吸暂停患者中，心肌梗死更有可能发生在夜间。同时伴有阻塞性睡眠呼吸暂停的 ST 段抬高型心肌梗死患者的 18 个月无事件生存率偏低。

阻塞性睡眠呼吸暂停也可能与经皮冠状动脉介入治疗后主要不良心血管事件的风险增加有关。同时，阻塞性睡眠呼吸暂停也是高血压、代谢综合征的危险因素，这些因素可共同增加心血管病风险。

患冠心病的风险还有性别之分

女性在生育期患冠心病的风险通常比年龄相当的男性低，但这种优势在绝经后消失。绝经后，女性患心血管疾病的风险较高。与自然绝经者相比，外科绝经（子宫切除加或不加双侧卵巢切除）者心血管疾病风险更高。自然绝经的年龄早（不到 45 岁）也与心血管风险异常增加有关。与妊娠相关的并发症，例如不良妊娠结局（APO）、先兆子痫、妊娠期糖尿病都能够增加未来患冠心病的风险。自身免疫性疾病、多囊卵巢综合征、乳房动脉钙化和乳腺癌放射治疗也是女性患冠心病的危险因素。

吸烟对女性的危害比男性更大，大量吸烟（每天超过 25 支）使女性患心肌梗死的风险增加 12 倍，而使用口服避孕药的女性患心肌梗死的风险增加32倍。有心血管疾病病史的女性应避免服用雌激素和孕激素联合的口服避孕药。60岁以上女性的高血压患病率和发病率较高。此外，服用口服避孕药的人患高血压的概率增加2~3倍。与男性相比，糖尿病女性患者患冠心病的风险更大。

绝经后，妇女的总胆固醇、低密度脂蛋白和载脂蛋白B大幅增加。此外，绝经前具有动脉粥样硬化保护作用的HDL在绝经后阶段促进动脉粥样硬化的进展，这可能是此时激素的变化导致了HDL功能的改变。斑块侵蚀常见于吸烟的年轻女性，而斑块破裂则常见于血液胆固醇升高的老年人。

另外，很多的回顾性队列研究表明，女性心肌梗死患者在从症状发作到首次医疗接触、诊断，再到灌注、血管重建等方面经历了更长的时间延迟，并且比男性有更高的30天死亡率。女性更少接受血管重建的原因主要是：女性患者的症状更不典型，到院就诊不及时，常常造成延迟就诊与误诊；既往数据提示女性患者接受侵入治疗的风险更高，导致医生在选择侵入治疗时不够积极。因此，大家更需要在发现疾病及积极就诊方面加强认识，避免思想认识等方面的不良影响。

与冠心病有关的一些事

年龄是冠心病的有力预测因子。虽然冠心病的患病率在男性和女性中都随着年龄的增长而增加，但与男性相比，女性的心血管疾病的临床表现平均延迟10年。

既往的观察发现阳性家族史是冠状动脉疾病（CAD）的危险因素，但除了家族性高胆固醇血症外，并没有发现更多的特定遗传。如今，遗传学研究的发展使人们对冠心病的病理、生理过程有了更深入的了解，大规模的基因研究已经确定了数百个影响冠状动脉疾病风险的基因组基因座（genomic loci）。全基因组关联研究确定的靶点已经导致了新的治疗方法的发展，特别是在脂类代谢方面。

除了高血压及高血脂等经典危险因素外，目前大约有一半的基因座可以归因于病理、生理途径，其中许多是冠心病和/或心肌梗死的新"驱动因素"。未来，遗传风险评分可能会改进风险预测，并导致个性化治疗策略的发展，针对每个患者的个体特征进行更有效的治疗。

有流行病学调查提示，适度饮酒与冠心病之间存在负相关关系，但是中国一项10年的前瞻性随访研究发现，适度饮酒对心血管健康并没有保护作用，而且大量饮酒会通过多种机制诱导动脉粥样硬化。饮酒会增加血浆中甘油三酯，大量饮酒者的总胆固醇、高密度脂蛋白胆固醇和低密度脂蛋白胆固醇与高密度脂蛋白胆固醇的比率会升高。酒精还能通过多种途径造成活性氧（ROS）增加。

高同型半胱氨酸血症通过损伤内皮功能和增加氧化应激来促进动脉粥样硬化。C反应蛋白是动脉粥样硬化的独立危险因素，它介导巨噬细胞摄取氧化低密度脂蛋白，并诱导炎性细胞因子。最重要的是，C反应蛋白能增加白细胞产生ROS。

晚期糖基化终末产物（AGE）以两种方式起到致动脉粥样硬化的作用，一种是直接作用，另一种是通过与晚期糖基化终末产物受体（RAGE）的相互作用。AGE能够糖化LDL-C，糖化的LDL-C对氧化更为敏感，可降低LDL-C受体对其识别能力，并促进血管平滑肌细胞的增殖和分化。AGE干扰HDL-C介导的胆固醇逆向转运清除。AGE与RAGE的相互作用能够激活炎症反应而促进动脉粥样硬化。

肠道微生物已被证明通过不同的机制影响心血管系统，代表了动脉粥样硬化的一个潜在的可改变的危险因素。也有研究提示空气污染物如PM2.5颗粒、二氧化氮也会增加心血管疾病的发病风险，并且PM2.5浓度增加也能造成心肌梗死发病的增加，一氧化氮增加也与冠心病患者的全因死亡率呈正相关。还有重金属污染、久坐不动的生活方式、社会心理等多种因素。

Chapter Six 第 六 章

冠心病的早发现与治疗

如何预防?

哪些检查手段可以帮助诊断?

治疗措施有哪几种?

半夜12点我被电话吵醒，一看电话，是一个朋友从境外打过来的。

这大半夜的，隔这么远能有什么事呢？

电话刚一接通，他焦急的声音就传了过来："不好了，我得冠心病了，怎么办呀？怎么办呀？"

我："平时也没什么事，怎么突然就得冠心病了？"

朋友："是呀，我也不知道为什么，刚才我一下子觉得胸口好痛，就像被钢针扎了一下，好痛好痛。完了，完了，我得冠心病了，怎么办呀？怎么办呀？"

我："不要慌，先讲讲痛了多久？"

朋友："没多久呀，就刚刚呀！"

我："现在还痛吗？"

朋友："不痛了呀，就是一下像被针扎了一样，然后就好了呀。"

我："那还有其他不舒服吗？"

朋友："没有。"

我："最近血压、血脂、血糖都好吧？"

朋友："都是正常的呀。"

我："哦，那你别打扰我睡觉了，应该不是的。"

朋友："到底是不是呀？你可别骗我！我都痛死了。"

我："放心，不是的。等你回来再说。"

朋友："真的假的？我过几天一定回去找你查一下。"

每天胸痛千千万，到底哪一个才是冠心病呢？

医学上做一个疾病的诊断，主要从三个方面入手，病史、体格检查、辅助检查。如果仍不能确定，还可以尝试进行诊断性治疗。下面我们就讲讲冠心病该如何诊断。

病史对诊断冠心病很重要

病史描述了疾病发生、发展的全过程，对诊断具有极大的帮助，因此需要认真地记录并向医生讲述。

首先，要描述起病的情况与患病的时间。冠心病的心绞痛症状多数是急性起病，能够明确记得发作的时间。同时，起病时应该有明确的病因，比如体力活动之后，或者在情绪激动、饱食、寒冷等刺激的情况下。有些变异性心绞痛也可能在晚间没有明确诱因的情况下发作。

其次，描述清楚疼痛的部位。一般心绞痛的位置是胸骨后和心前区，有可能放射到左侧肩部、上肢、咽部、下颌部，别的部位相对较少。疼痛的性质常常为压迫痛、闷痛或者紧缩感，偶有濒死感。

接着，还要描述清楚病情的发展与演变，就是疼痛持续的时间。一般来说，稳定性心绞痛持续 3～5 分钟，也有短到 30 秒的，一般 5 秒以内的疼痛不是心绞痛。心绞痛常常在开始的诱发因素消失后缓解，舌下含服硝酸甘油、速效救心丸也能在几分钟内缓解。如果疼痛超过 30 分钟不缓解，则有很大可能发生了心肌梗死。

最后，疼痛发生的频率要记清，间隔几天、还是几周发作一次，或者一天发作多次。频繁发作是病情加重的标志。

下图列出了不同类型的疼痛来源于冠心病可能性的大小，可以作为参考。

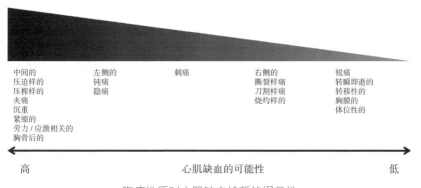

胸痛性质对心肌缺血诊断的提示性

其实有很多患者是"老病号"，以往就诊、用药的情况，包括用药以后病情的变化，都应该向医生讲述。如果有像高血压、高血脂等合并症，以往使用药物的不良反应，也要告知医生，方便医生根据情况，选择合适的药物。避免医生不能使用需要的药物，或者开出的药物会让患者有不良反应，这样都会影响治疗的效果。

另外，还有一些个人生活习惯、生育史、家族史等也对诊断有一定的帮助。

做哪些体格检查才能诊断冠心病

在全面了解病史之后，一般来说，医生会有一个初步判断，包括疾病的类型以及严重程度，或者可能还有一些需要排除的疾病。随后医生需要做一些体格检查来证实自己的诊断，了解病情轻重以及合并的疾病，并排除掉可能混淆的疾病。

一般情况下，冠心病没有明显的阳性体征可以检查出来。胸廓畸形、皮肤红肿等情况一般也不是冠心病的表现，但心绞痛可能出现大汗淋漓、痛苦表情、皮肤发冷、血压升高，心梗休克时可能导致血压降低。冠心病的胸痛也不会因为按压有变化；而胸壁的损伤如骨折、肌肉挫伤、肋软骨炎或者带状疱疹等可能在按压、触诊的时候出现疼痛加重。

冠心病在听诊检查也不会有特殊发现，有些严重的心功能不全者会出现肺部啰音；伴有瓣膜功能障碍或者室间隔穿孔的时候会有心脏杂音。心律失常患者可能听到心律不齐，包括脉搏不齐、过快或者过慢。对一些长期高血压的患者，可能在检查中发现心脏增大。

诊断冠心病的辅助检查有哪些

医生在询问病史和体格检查以后，还需要给患者做一些辅助检查来协助诊断。辅助检查有很多种，医生会根据诊断的把握度、需要排除的疾病类型以及后续可能的治疗方案来选择。

1. 心肌损伤标志物

心肌损伤标志物如肌钙蛋白（TnI、TnT）、肌酸激酶（CK）及其同工酶（CK-MB）、肌红蛋白、天门冬氨酸转氨酶（AST）、乳酸脱氢酶（LDH），在心肌梗死后会升高，并且升高的时间点和维持的时长都不同，不同的时间进行复查可以作为心肌梗死的诊断及变化依据。胸痛的患者做这个检查主要是为了排除心肌梗死。单纯的心绞痛用药就可以处理，而急性心肌梗死则需要进一步的治疗。

2. 心电图

心电图是冠心病最常用的检查方法。平时可能发现一些 ST-T 改变的缺血表现；如果曾经心梗过，可能有传导阻滞或 Q 波等表现。

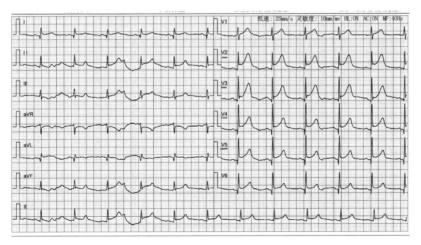

冠心病患者心肌梗死的心电图表现

冠心病患者心电图提示 ST 段抬高，是心肌梗死的表现，需要进一步的诊断治疗。

心绞痛或者心肌梗死发作时，心电图可能出现明显的 ST 段改变。也可以通过心电图负荷试验或者 24 小时动态心电图来寻找心肌缺血的证据。

3. 超声心动图

俗称心超，通过心超可以发现心肌缺血或梗死造成的心肌运动障碍，包括室壁瘤，也可以发现合并的瓣膜狭窄、返流，室间隔穿孔等结构性异常。对于一些高度怀疑，休息状态下又没有表现的，也可以做负荷超声心动图。

心脏超声检查报告

超声号：

| 姓名： | 性别：女 | 年龄：72 | 科室： | 门诊号： |

| 检查项目：心脏 | | 仪器：EPIQ-7C | | 临床诊断： |

M型及二维检查主要测量值（单位mm）

名称	测值		成人正常参考值
主动脉窦部内径	30	/	20～37
升主动脉内径	31	/	20～37
左房前后径	41	↑	19～40
左室舒张末内径	60	↑	35～56
左室收缩末内径	47	↑	23～35
室间隔厚度	8	/	6～10
左室后壁厚度	7	/	6～10
右室前后径	/	/	20～28
主肺动脉内径	/	/	15～28

超声描述： （透声条件及图像质量：【丙】）

心 脏： 一、二维超声＋彩色多普勒：

1、左心增大，右心大小正常。心室壁不增厚，静息状态下左室下壁、后壁的中上段运动幅度降低，余室壁收缩活动未见异常。

2、二尖瓣未见增厚，开放未见受限，彩色多普勒探及轻度二尖瓣反流，二尖瓣血流图示A峰大于E峰。三尖瓣未见增厚，开放未见受限。

3、主动脉未见增宽，主动脉瓣增厚、回声增强，开放未见受限，彩色多普勒未探及主动脉瓣反流。肺动脉未见增宽，肺动脉瓣启闭良好。

4、房、室间隔回声连续性完整。

二、左心功能测定：

1、左室收缩功能：EF：44%（正常55%～75%）；FS：22%（正常29%～45%）。

2、左室舒张功能：E/A小于1；S/D大于1。

三、组织多普勒显像（TDI）：

二尖瓣环脉冲多普勒速度图示：e'小于a'。

超声提示：

1. 左心增大　　　2. 左室壁节段性运动异常　　　3. 左心功能降低

4. 轻度二尖瓣反流　　　5. 主动脉瓣钙化

心肌梗死后心脏超声心动图表现

心肌梗死后的患者，心脏超声心动图检查发现梗死后的心肌运动减弱，心脏排血能力下降。

4. 冠状动脉 CTA

冠状动脉 CTA 检查类似于增强 CT，就是通过外周静脉注射含碘造影剂，随后进行高速螺旋 CT 检查，这样就会得到很多张心脏的 CT 断层片，由于 CT 扫描的断层图片相隔非常近，只有 0.625 毫米，每一张片子上的心脏图像也是相隔很近的，所以能够检查到每隔 0.625 毫米的冠状动脉的图像。然后通过软件把冠状动脉的图像挑出来，按照顺序排列好，就会得到一系列的冠状动脉图像的组合，再通过软件计算出每一张图片之间冠状动脉的形状补充进去，就能得到平滑完整的冠状动脉图像了。从图像上可以看到狭窄的位置，也能算出狭窄的程度。

但是从这个检查过程来看，检查方案还是有缺点的。做检查的时候心脏一直在跳动，容易导致图像是模糊的，要想图片清楚，CT 机器扫描的速度要快。目前已有 256 排的 CT 了，可以保证速度足够快。CT 检查时，心脏跳动得慢一些（最好心率在 80 次 / 分钟以下）才能得到足够清晰的图像。

虽然间隔很小，但 CT 扫描的图像仍然是不连续的，中间的图像是通过软件计算补充的，还是有不精确性存在的。因此，冠状动脉 CTA 主要还是作为初步筛选的手段，要想明确冠状动脉狭窄的程度，

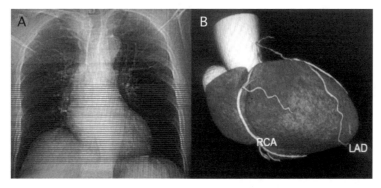

冠脉 CTA 检查示意图

首先如图 A 所示，静脉给予造影剂以后，在合适的时间通过高速 CT 在横线所示层面扫描大量的心脏横截面图像，即可得到相应数量的在水平位的冠状动脉的图像，再通过计算机技术计算模拟出这些截面之间的冠状动脉的图像，随后拼合成图 B 所示的冠状动脉图像。

还是冠状动脉造影更为精确。

5. 冠状动脉造影

冠状动脉造影（CAG）是目前诊断冠心病的"金标准"，是通过在患者动脉插入造影导管，逆行送到冠状动脉开口，经冠状动脉开口直接向冠状动脉内注射造影剂，随后在 X 线下拍摄动态视频，来检查冠状动脉狭窄的位置。

由于拍摄的视频是二维图像，而冠状动脉在体内是三维结构，从三维到二维必然要损失部分信息，因此为了保证信息获取完整，需要在不同的投照体位下获取造影图像，这样就能从不同的角度观察清楚冠脉病变的情况。

最早的时候，冠状动脉造影都是通过股动脉穿刺来完成的，患者需要在造影检查之后卧床 24 小时。随着技术的进步，目前造影检查可以通过桡动脉来完成，这样患者在检查完就可以自由下床活动了。但是在个别情况下可能无法通过桡动脉完成，还是要经过股动脉来完成。

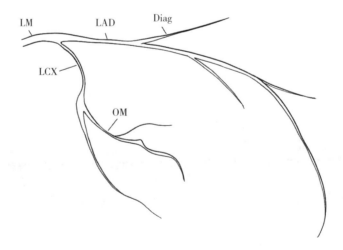

A：左冠造影，右前斜 30°＋足位 20°（肝位）：观察前降支、
回旋支起始部，回旋支体部，钝缘支开口、体部。

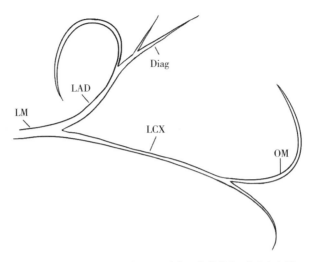

B：左冠造影，左前斜 45° + 足位 20°（脾位、蜘蛛位）：观察左主干、
前降支、回旋支开口病变，回旋支体部，钝缘支开口、体部。

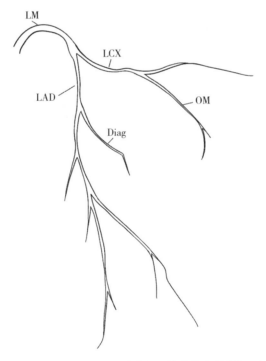

C：左冠造影，左前斜 45° + 头位 20°（左肩位）：观察前降支中远段、对角支开口病变。

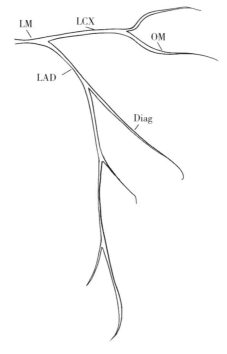

D：左冠造影，右前斜 30°＋头位 20°（右肩位）：观察前降支中远段。

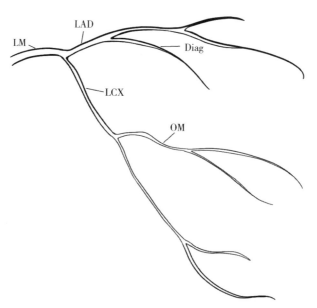

E：左冠造影，后前位＋足位 20°（足位）：观察左主干、前降支、
回旋支开口、近端，回旋支体部，钝缘支开口。

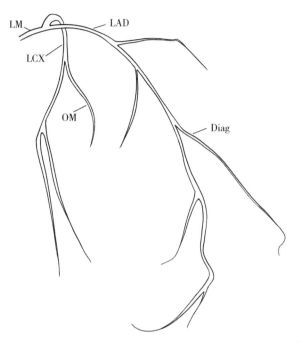

F：左冠造影，后前位 + 头位 20°（头位）：观察左前降支近中段，前降支与对角支分叉处。

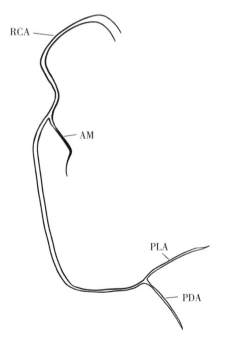

G：右冠造影，左前斜 45°。右冠呈"C"形，观察其开口、起始部至后降支的主干。

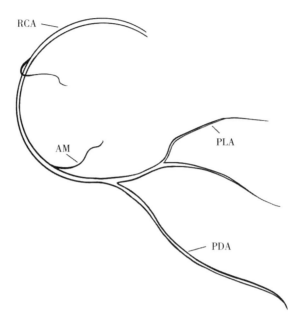

H：右冠造影，左前斜 45° + 头位 20°。展开后降支及左室后支。

冠脉造影各个常用体位图

通过上面几张图，可以从不同角度观察清楚冠状动脉的各处位置，感兴趣的读者可以深入了解一下，不感兴趣的读者可以直接跳过。

6. 血管内超声

大部分情况下，通过冠状动脉造影明确了血管的病变以后就可以进行相应的治疗了。医生通过肉眼观察评估冠状动脉狭窄的程度，很容易判别明显严重或轻微的情况。

如果遇到血管狭窄程度处于治疗的临界状态，医生肉眼的评估不够准确。这种情况需要其他检查帮助医生明确狭窄的程度以及对心脏供血的影响。

血管内超声（IVUS）可以直接对冠状动脉内的斑块进行检测，

精确检测斑块造成管腔狭窄的程度，同时还能检测斑块是否稳定。

有一位冠心病患者的冠状动脉造影提示前降支狭窄 70%，根据这个狭窄程度，不需要放支架，也不需要搭桥，患者只需要吃药就可以了。但是之后患者反复胸痛，用了各种药物，效果都不好。

患者再次做冠状动脉造影，狭窄没有变化，但这一次没有就这样结束，给他做了血管内超声。超声提示这个狭窄的斑块是一个不稳定斑块，因此我们给他装了一个支架。接下来的日子里，他的胸痛完全消失了。

7. 冠状动脉血流储备分数

冠状动脉血流储备分数（FFR）是利用头部带有传感器的压力导丝送入冠状动脉狭窄位置的前后，用测到狭窄后冠状动脉内的压力，与冠状动脉没有狭窄位置的压力进行对比，二者的比值就是 FFR 值。

FFR 是一个功能性指标，主要检测狭窄对远端供血的影响。而冠状动脉造影只是单纯的考虑狭窄的程度，狭窄对远端供血的影响是通过经验推测的。因为狭窄的长度、程度，远端心肌对血供的需求，侧支循环的形成都有可能对狭窄远端的供血产生影响，所以 FFR 对评价狭窄的影响更有价值。

在正常情况下，FFR 的正常数值在 0.75 ~ 0.8。如果超过 0.8，说明冠状动脉狭窄对狭窄后端的心肌供血影响不大，可以不用处理；如果小于 0.75，说明冠状动脉狭窄对狭窄后端的心肌供血影响大，需要进行处理。

此外，临床上还可以进行基于冠状动脉造影影像的无导丝 FFR 快速分析，称为 QFR，以及通过 CTA 检查来评估冠状动脉的血流储备分数，叫作 CT-FFR，这些将来都可能成为通用的冠状动脉血流的评价指标。

8. 磁共振

心脏磁共振（CMR）是一种用于心脏综合评估的非侵入性和无辐射的成像方法。目前临床上可用的高磁场磁共振扫描仪较以往显著改善了信噪比、空间和时间分辨率，能够全面评估心脏功能（包括心肌运动，缺血和梗死）和冠状动脉解剖。现有 3.0T 增强磁共振诊断冠状动脉狭窄的敏感性能够达到 97% 以上，准确性达到 95% 以上。

9. 核医学

PET/CT 是核医学检查的一种，在肿瘤学里的应用比较多。

心脏的核医学检查在普通患者中没有那么多的应用，但是在特殊患者中还是很有用处的。核医学检查可以了解冠状动脉病变的程度和范围，了解心肌缺血和存活情况，为确定治疗方案提供证据，也可以为治疗效果的评估提供依据。

曾经有一个患者跟我说他有冠心病，需要查一下，检查结果出来确实是有冠心病，而且还是需要治疗的那种程度。当我跟他沟通治疗方案的时候，他却说："我不要治疗，就是来查一下而已。"怎么沟通都没有效果，这让我感到很困惑。

不管是学习疾病的知识，还是通过各种手段来检查疾病，最终的目的是搞清楚疾病的状况，再进行相应的治疗，减少疾病带来的风险，摆脱疾病的纠缠。

前期的检查都是手段，是为了治病这个目的服务的。如果不进行治疗，那么检查的目的没有达成，又何必费心费力地去做一件达不到目的的事情呢？

治疗冠心病要从基础做起

　　我刚上班的时候，听到我们主任曾经说过一句话，叫作"能吃药不打针、能打针不挂水，能挂水不开刀"。我当时觉得好奇怪，咱们来上班不就是为了开刀吗？不开刀要外科医生做什么？你一个外科医生劝大家不开刀是什么名堂？但是，随着工作的时间越长，越觉得这话说得正确。是呀！不管做什么事，总是追求以最小的代价来获得最大的效果，看病也是一样的。

　　看病最小的代价是什么？就是不打针、不吃药把病治好。这当然不是像"神棍"那样欺骗大家。而是在吃药、打针之前，要从基本的生活方式等方面入手，改善疾病发生、发展的条件，让疾病失去发生、发展的机会，这样就算没治愈，也可以为后续的治疗创造条件。

　　冠心病是一个多因素的疾病，生活中影响冠心病的风险因素很多，所以我们首先要做的就是逐步纠正这些风险。比如戒烟、禁酒、低盐低脂饮食、避免过度紧张、适当运动。

　　我国一项为期 7.5 年包括 10 个地区的 487 334 名没有心血管疾病史的成年人的研究表明，较高的体力活动与较低的心血管疾病风险相关，每天相当于 4 个代谢当量（MET，音译为梅脱）的活动（大约每天骑自行车或快步走 1 小时）可使患各种类型心血管疾病的风险降低 5% ~ 12%。

　　代谢当量是用来评估能量代谢水平的，以休息时的能量消耗为基础，休息时消耗的氧气量等于每分钟每千克体重 3.5 毫升，这被定义为 1 个代谢当量，其他活动可以根据耗氧量进行相应的代谢当量计算。

吃什么药治疗冠心病

冠心病药物治疗的首要目的是预防心肌梗死和死亡，其次是要改善心肌缺血、缓解症状并改善患者的生活质量。总体来说，针对冠心病有四个基础的治疗方案。

1. 扩张冠状动脉、改善心肌血供

这类药物主要是硝酸酯类药物，能够扩张冠状动脉、降低阻力、增加冠状动脉循环流量；同时也能扩张周围血管、减少静脉回流心脏的血液量、减轻心脏负担。代表药物是硝酸甘油、硝酸异山梨酯（消心痛）、5-单硝酸异山梨酯（异乐定）。硝酸甘油是短效药物，主要是舌下含服，可以缓解心绞痛的发作。硝酸异山梨酯是短效药物，需要每天服用 3 次，而 5-单硝酸异山梨酯多为长效制剂，每天服用 1～2 次即可。

硝酸酯类药物最大的问题是长期使用以后容易出现耐药性，防止耐药性最有效的办法就是每天保持 8 小时左右的无药期，即最好在白天的早、中、晚吃药，夜间不吃。另外，有少数人会出现头痛的不良反应，可以将药物减量服用。

当然，如果冠心病患者经过支架植入或者冠状动脉搭桥的治疗，血液供应不再受影响了以后，这类药物也可以不服用。

2. 减慢心率、降低心肌收缩力和血压，减少心肌耗氧

冠心病的本质是血管狭窄导致的供血不足与心肌需氧之间的矛盾。减少心肌耗氧以后，供血不足的问题就能得到一定的缓解。这主要是通过 β 受体阻滞剂实现的，即洛尔类药物，最常见的就是美托洛尔，也叫倍他乐克，主要有两种剂型：一种是酒石酸美托洛尔，是短效制剂，需要每天服用两次，便于根据患者的情况调整药物剂量；另一种叫作琥珀酸美托洛尔，是缓释的长效制剂，每天服用一

次即可。

此外，这类药还有比索洛尔、阿替洛尔。这类药物主要的不良反应是心率减慢，有病窦综合征、传导阻滞的患者应禁忌使用，哮喘患者也应慎用。用药后，患者静息心率应控制在 60 次 / 分左右，活动后心率应上升到 70 ~ 80 次 / 分，如果活动后心率不能上升，需要调整药物使用。

另外，钙离子拮抗剂也能抑制心肌收缩力及血管平滑肌，降低血压。代表药物为硝苯地平，尤其适用于血管痉挛所致的变异性心绞痛。

3. 调整血脂、稳定斑块

研究表明，冠心病患者 65％的急性心肌梗死来源于斑块破裂，30％来源于斑块侵蚀。因此，斑块的稳定性对于病情的发展很重要。

也有研究表明，控制血脂可以缓解斑块的进展，甚至可以减小斑块；同时，他汀类药物的使用可以增加斑块的纤维帽的厚度，减少斑块破裂的机会。这样可以降低心肌梗死的概率。

目前，调整血脂的药物主要是他汀类，常用药物是阿托伐他汀和瑞舒伐他汀。除此之外，还可配合使用依折麦布。另一种是 PCSK9 抑制剂，常用的有阿洛西尤单抗和依洛尤单抗，只需要每 2 ~ 4 周皮下注射一次，降脂效果也比较明显。还有一种刚刚获批上市的小干扰 RNA 降胆固醇药物叫英克司兰，一年仅需打两针（首针后第三个月需加强一针）。

4. 抗血小板、减少血栓形成机会

斑块破裂和侵蚀会激活凝血功能，在血管内形成凝血块，也就是血栓，而血管腔内空间有限，血栓必然造成血管堵塞，这样心肌就没有了血供，心肌细胞缺血缺氧而坏死，这就是心肌梗死的发生过程。

如果能够抑制凝血的过程，血管就不会堵塞了，也就不会造成

心肌梗死了。而承担这项"工作"的就是抗血小板药物。最早使用的是阿司匹林，随后的研究中又出现了氯吡格雷，进口药名为波立维，国产药中泰嘉应用最广。

常常在支架植入和冠脉搭桥术后，患者需要联合应用阿司匹林和氯吡格雷治疗，俗称为双抗。最近有更新的药物替格瑞洛来替代氯吡格雷，它的疗效明显优于氯吡格雷，但是服用替格瑞洛的患者有一部分会有呼吸困难的情况发生，需要引起注意。

冠心病患者常常合并高血压、高血脂、糖尿病等情况，需要针对这些合并症进行相应的治疗。在控制好合并症的情况下，冠心病的进展也能得到更好的控制。

长管子、小架子怎么治疗冠心病

冠状动脉介入治疗指经皮肤穿刺外周动脉，送入球囊导管或其他器械（常被患者叫作长管子、小架子），解除冠状动脉狭窄或闭塞，改善冠脉血供的治疗方法。冠状动脉介入包括单纯的球囊扩张、药物球囊扩张、支架植入、冠状动脉旋磨等技术。早期多为单纯的球囊扩张，但是临床研究发现在 3~6 个月后，扩张的狭窄部位又因为弹性回缩的原因恢复了狭窄状态。随后，冠状动脉支架被研发出世，在球囊扩张狭窄的冠状动脉段以后，植入金属网状支架支撑血管壁，防止血管回缩再狭窄。

但是，单纯的金属支架又容易激活凝血功能，造成支架内再狭窄，于是药物涂层支架应运而生，就是在支架上钻孔，孔内塞入抑制细胞增殖的药物，或者将药物和其他物质混合涂在支架表面，使支架植入后缓慢地释放药物，阻止血管内膜增生，达到防止支架内再狭窄的目的。

在患者过了早期再狭窄时期以后，植入的金属支架却无法取出，尤其是有些患者反复植入支架，对后期的冠状动脉搭桥造成了严重的影响。科学家们又想办法开发了生物可降解支架，这种支架在防止早期支架内再狭窄后，经过两年左右的时间就降解吸收了，完全不影响后续的治疗操作。

然而又出现了新的问题：可降解支架大多数是高分子材料制作的，支撑力不如金属支架，因此这一类支架本身体积比较大，需要植入比较粗的冠状动脉内，如果冠状动脉偏细，支架本身就会造成血管狭窄；同时这类支架的塑形功能比较差，冠状动脉弯曲厉害的话也不好植入。

也有科学家研究了药物球囊，就是将抑制细胞增殖的药物涂在扩张球囊上，在扩张狭窄的过程中这些药物会转移到血管内膜，从而发挥防止再狭窄的作用。但是仍然有一部分患者再次发生再狭窄。因此，关于冠状动脉狭窄的科学研究就一直发展到现在还没有停止。

冠状动脉旋磨主要是针对一些严重钙化狭窄的病变，因为狭窄部位钙化严重，单纯的球囊没有足够的力量撑开钙化的狭窄病变，所以就用高速旋转的钻头将狭窄的斑块磨碎冲走，这样血管腔自然就通畅了，随后再植入支架维持住血管的通畅。

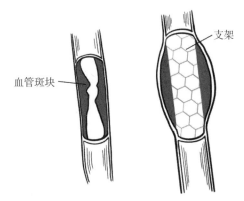

支架植入示意图

斑块导致血管腔狭窄，植入支架后撑开斑块，血管腔变通畅。

冠心病治疗的科学发展路径就是一个发现问题、解决问题，发现新问题、解决新问题的过程。目前，医学科学还没有发展到一劳永逸地治好冠心病这一步。

那么，什么样的患者适合支架植入治疗呢？一般来说，放支架适合于简单的病变，即血管狭窄的位置比较短，比较直，狭窄的地方少，放 1～2 个支架就可以解决的情况；或者是一些病情很重、体质很差或伴有晚期肿瘤的患者，这样的患者虽然应该要做搭桥手术，但是承受不了手术创伤的打击，也只能考虑放支架来缓解病情。此外，有一部分搭桥术后的患者，若再发新的狭窄，为了减少二次手术的创伤，也可以考虑先行支架植入治疗。

给冠状动脉搭个"桥"

曾经有一位患者问我："医生，大家都说搭桥手术，这个'桥'究竟是个什么'桥'？我们冠心病患者是血管不通呀。这个'桥'是怎么解决血管不通的呢？"

搭桥手术是一个形象的叫法，科学用语是冠状动脉旁路移植术（CABG）。冠状动脉旁路的意思就是在原来狭窄的冠状动脉旁边再造一条通路，这条路本来是别的地方的血管，移植到心脏这里来的，所以叫作冠状动脉旁路移植术。移植过来的血管就像桥一样跨在自身原来的血管上面，因此这手术又叫作冠状动脉搭桥术。

那么，这个"桥"的材料都有什么呢？

因为冠状动脉比较细，直径只有几个毫米，目前还没有办法让这么细的人工血管里面不长血栓，所以还没有人造的材料可以使用。所有的"桥"血管都是从患者自己身上取出来的。

效果最好的就是乳内动脉，也叫胸廓内动脉，有左右两支。乳内动脉十年通畅率在 90% 以上，手术中也主要搭在最重要的前降支上。除此之外，还有左侧桡动脉（左利手需要采取右侧桡动脉）、右胃网膜动脉，这些是全动脉化搭桥的常规材料。

事实上，最容易获得、量又充足的是大隐静脉，也是最常用的搭桥材料。大隐静脉位于大腿内侧，从脚踝起一直延续到大腿根部，近一米长，两条腿各有一根，没有特殊情况，搭桥是用不完的。但是有些营养不良的患者，静脉壁薄、容易破，也有血管细小不堪使用的。静脉曲张患者的大隐静脉也不是很好用。

如果研发出小口径的人工血管，那样静脉不好的患者可以将其用于搭桥，静脉好的患者也可以避免下肢还要做手术。而且，静脉桥的远期通畅率也比动脉桥差。

冠状动脉搭桥术是怎么做的？常规的冠状动脉搭桥是在体外循环下做的手术。手术前需要劈开胸骨显露心脏，在右心房插一根管子把血引出来，经过体外循环机氧合并排出二氧化碳后，再经过插在主动脉上的管子输回体内。这样在手术过程中，心脏就可以停下来，在心脏安静不动的情况下操作。桥搭好以后再让心脏跳起来，撤掉插的各种管道，结束手术。

还有一种方法就是不停跳冠状动脉搭桥手术，就是在心脏一直跳动的情况下，通过器械固定心脏需要搭桥操作的位置，这样既能保证操作的方便，又能够保证心脏跳动，给全身供血。但是不停跳搭桥往往需要改变心脏的位置，有些病情偏重的患者不能耐受心脏位置的变动，可能还是需要体外循环下手术。

针对传统开胸手术创伤大的问题，现在小切口搭桥也在逐步开展。这样可以避免胸骨劈开，只是切开肋骨之间的缝隙进行手术，创伤小，但这对医生的操作和患者的身体素质提出了更高的要求。

随着科学的发展，现在支架的远期通畅率也得到了提高，跟静脉桥类似，但还是比不上乳内动脉。有一种内外科杂交的方法可以用最小创伤取得最大的效果，那就是在小切口下将最通畅的乳内动脉搭到最重要的前降支上，其他血管可以放支架。如今各家医疗机构正在积极开展这样的杂交手术。

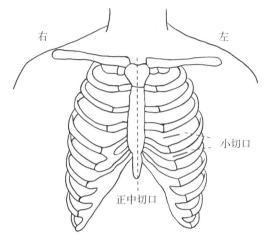

右　　　　　　　　左

小切口

正中切口

手术切口示意图

传统常规开胸需劈开胸骨，小切口在左侧第四、
第五肋间切开肋间隙进行手术操作。

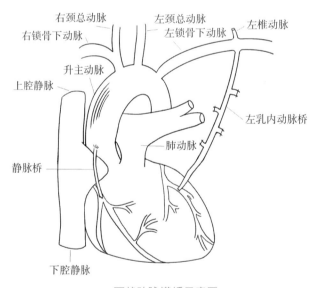

右颈总动脉　　　左颈总动脉
右锁骨下动脉　　左锁骨下动脉　　左椎动脉
升主动脉
上腔静脉
左乳内动脉桥
肺动脉
静脉桥
下腔静脉

冠状动脉搭桥示意图

乳内动脉起始于锁骨下动脉的一头予以保留，另一头吻合在最重要的前降支上，
这样血液由锁骨下动脉经乳内动脉流入冠状动脉，如果在乳内动脉起始前面的
锁骨下动脉有狭窄的话，则可能影响乳内动脉的血流量，不能使用乳内动脉搭
桥；静脉桥的一头吻合在冠状动脉上，另一头吻合在升主动脉上，这样血液就
可以从主动脉经过静脉桥流入冠状动脉。

得了冠心病一定要做"搭桥"手术吗

听到要做手术，大家可能都会感到比较担心、害怕，这都是正常的。如果不重视肯定是不对的，毕竟"搭桥"手术不是个小手术。为了健康，该做的手术还是要做的。

那么哪一类人需要做"搭桥"手术呢?

首先，肯定是血管狭窄比较严重，影响了心脏的供血。其次是狭窄病变处于一些支架不太好放的位置，如血管分叉位置、开口狭窄的位置、转折处、左主干血管的狭窄、包括前降支血管的狭窄（左主干和前降支为左心室供血、相对重要，而乳内动脉的长期通畅率高于支架）。还有多处血管狭窄、多支血管病变等这类情况比较复杂，对支架要求比较高，容易出问题，因此不建议放支架，"搭桥"手术更为适合。

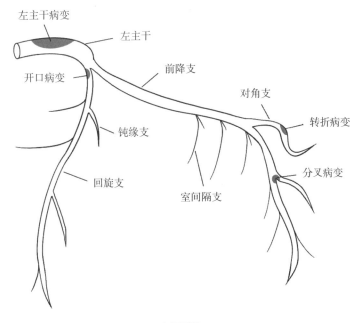

左冠系统

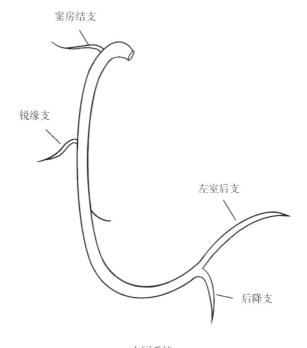

窦房结支

锐缘支

左室后支

后降支

右冠系统

病变位置示意图

位于左主干的病变称为左主干病变，位于动脉开口位置的称为开口病变，位于
两根血管分叉处的称为分叉病变，位于血管转折处的称为转折病变。

　　还有一类患者，即使冠状动脉血管病变比较简单，但同时患有室壁瘤、瓣膜疾病等同样需要手术才能解决的问题，也建议做搭桥手术。

　　因为放支架不能解决这些问题，如果患者选择先放支架，放完支架要吃抗血小板药，以后再做心脏手术就有极大的出血风险。但如果停用抗血小板药准备做心脏手术，又会有支架栓塞、血管再堵的风险。这样就陷入了两难的境地。而手术可以同时解决这两种病变，所以遇到这类情况还是建议进行搭桥手术。

冠心病手术前后的注意事项

如果确诊了冠心病需要手术的话，应该怎么办呢？

手术前，患者需要正确对待，配合治疗。了解了基本病情以后，患者及家属和医生一起讨论，制定一个合适的方案。千万不要说"医生，你给我一个最好的方案就行"。没有什么普遍适用的、最好的方案，适合患者自己的才是最好的。患者需要考虑自己的综合情况，包括病情、经济、看护等，还有医院的条件、手术的风险，确定一个合适的、可行的方案，然后按照方案执行。

患者要按时服药，避免情绪激动。注意观察自己的一般情况，比如心跳的快慢、血压的高低，有没有大小便出血、皮肤青紫这些情况。冠心病患者要注意便秘的时候不要过度用劲，最好用药软化大便，或者抠出。便秘用力是心梗的一个很常见的诱发因素。

当然，这些方面也是手术后患者需要注意的方面。

建议手术后的患者尽量早期下床活动，即使不能下床也要适当活动四肢，在床上坐起活动。活动能够促进血液循环、改善患者身体功能，促进康复；也能避免下肢血栓形成。

另外，患者要咳嗽、咳痰。痰液是细菌最好的培养基，药物很难进入痰液杀死细菌，咳嗽把痰液排出以后，感染的机会也会少很多。咳嗽一方面促进痰液排出，避免感染；另一方面也能够促进肺的复张。患者术后卧床，需氧量变少，需要工作的肺泡数量也减少了。不工作的肺泡萎缩塌陷了，就像气球，时间长了，气漏光了就瘪下去了。在需要它呼吸通气的时候，它不能马上恢复正常。因此通过咳嗽这个动作，保持肺泡张开的状态，施加压力让瘪下去的肺泡重新张开。

很多患者因为术后疼痛等不适，不愿意咳嗽、下床活动，这样是不利于康复的。术后早期患者会疼痛，但一般不会严重，可以用一些镇痛的药物。1~2周以后，大部分患者都不会疼痛了。也有些患者，因为由卧床变为直立位，会出现头晕现象，这是心脏不适应体位变换造成大脑供血不足，经过锻炼，交感神经张力恢复可以就改善。

下床活动以后，患者有些气喘是没问题的。不用担心活动了气喘是疾病没有治愈的表现，心脏也是需要康复锻炼的，这更有利于疾病的康复。运动后身体需要更多的血液供应，也需要更多的氧气，会促进呼吸的加深、加快，这样有利于肺功能的恢复，也能使心脏得到更好的锻炼。当然，运动不能过度，不能锻炼到过度疲劳。锻炼量是要根据病情逐步增加调整的。

最重要的一点就是要定期复诊，评估病情变化。

冠心病患者可以做康复运动吗

目前，国内开展心脏康复的医院并不多，且主要集中在城市，农村很少。接受心脏康复的患者也主要为心绞痛和经皮冠状动脉介入治疗（PCI）术后患者，其他患者非常少。

体力活动在预防冠心病的发展中起着重要作用，可以减少内皮功能障碍和炎症水平，改善糖尿病、高血压和高脂血症等冠心病危险因素，还有助于减少焦虑和精神抑郁、改善自主神经张力（增加心率恢复和变异性）、血液流变性。

运动可分为动态运动和静态运动：动态运动会提高心率，而静态运动会提高血压。事实上，大多数运动既包括动态运动，也包括静态运动。动态运动有助于提高缺血的运动阈值；而静态运动因为增加了舒张压和舒张期的冠脉流量，所以静态运动可以提高缺血阈值。因此，冠心病患者有必要同时进行动态和静态锻炼。

动态运动每天持续 20～30 分钟（最好 30～45 分钟）；频率为每周 4～5 天（最好是 6～7 天）；强度应接近无氧阈值：峰值耗氧（peak VO_2）的 50%～75%，最大心率的 65%～85% 或储备心率 60%～80%，低于缺血发作心率水平 10～15 次／分，这可以使用 Borg 感知劳累等级量表来实现。推荐的步行强度是 Borg 分级中 11～13 的体力消耗水平。静态运动应当是 1～3 套包含 8～10 个不同肢体的动作，重复 10～15 次，频率应该是每周 2～3 次（不要每天连续）；强度应为中等强度。

冠心病患者在运动前应该在医疗监测下评估运动耐量、心电稳定性和诱导性心肌缺血等情况，根据结果指定合适的运动方案。高强度运动要患者慎重考虑。在运动过程中可能会出现一些症状，如肌肉负荷过重、疲劳、肌肉疼痛、无氧饱和度减低的呼吸困难、氧饱和度＜94% 的呼吸困难、肌肉损伤、血管迷走性疾病、缺血发作、室性心律失常或高血压急症。在这种情况下，患者应该咨询医生重新修改锻炼计划。

6	7	8	9	10	11	12	13	14	15	16	17	18	19	20
休息	极其轻松		很轻松		轻松		有点吃力		吃力		很吃力		极其吃力	精疲力竭

Borg 感知劳累等级量表

已经得冠心病了还要预防什么

　　记得有一次我做冠心病的健康讲座，开始前听众里有两个人在小声地议论着。

　　一个说："你看到了吧，这是冠心病的预防讲座。"

　　另一个说："是呀，就是要预防才来听的。"

一个说："你说得对，要预防才听呀。我都已经得冠心病了，就不用预防了呀！"

我赶忙插了句话："没生病的要预防疾病的发生，生病了的要预防发生并发症。"

预防冠心病需要从哪些方面入手呢？我们就从衣食住行等方面来讲一讲。

虽然没有证据表明气候是冠心病的致病因素，但是气候的变化对冠心病患者还是有影响的。冠心病患者要注意防寒保暖，避免冷风刺激。寒冷刺激可能导致血管收缩、痉挛，诱发心绞痛，甚至心肌梗死。

饮食要合理，控制摄入的总能量，避免高脂饮食。目前我国人均摄入的脂肪比例偏高，粗粮、水果、蔬菜明显不足。合理的膳食可以增加纤维素、维生素等摄入。建议饮食以蔬菜、水果、豆类、坚果、全谷类和鱼类为主，鼓励采用单不饱和脂肪和多不饱和脂肪来替代饱和脂肪。具体的脂肪、蛋白和淀粉的比例如何安排可以参考高血糖的章节。尽量控制每日盐摄入量在 5 克以下。控制体重，尽量保证 BMI 在 24 以下。

另外，要戒烟限酒，吸烟不仅能够促进冠心病的发生，也能刺激血管痉挛诱发心绞痛。二手烟一样有危害，也需要避免。虽然有传闻说少量为饮酒能够保护心血管，但是，并没有明确的科学研究证据。

我国建议每日酒精摄入量为男性 < 25 克，女性 < 15 克。实际酒精摄入量的计算方法为：酒瓶标示的酒精含量（% v/v）× 饮用的毫升数 $/100 \times 0.8$。举个例子，我们饮用 50 毫升 52 度的白酒会摄入多少酒精，$52 \times 50/100 \times 0.8 = 20.8$ 克，已经超出一名女性的每天摄入量。事实上，我们还是建议尽量不要饮酒。茶和咖啡可以喝，但也不建议太浓。

　　久坐不动的生活方式与有害的健康后果有关，使心血管死亡增加 15%。因此，运动也是减少心血管病的一个重要方面。没有禁忌的情况下，每周应进行 150 分钟的中等强度（50%～70%最大心率）的运动，至少分 3 次进行，最好 30 分钟 ×5 次。运动可以增强心脏的储备功能，即使是已经患有冠心病了也应该进行适当的运动，但要先经过医生的评估与指导。

　　生活要规律，早睡早起，保证足够的睡眠，夜间睡眠不足，可以适当午休。保持情绪稳定，避免激动或者忧郁，过大的精神压力对冠心病有重要的影响。可以培养各种兴趣爱好，或通过运动来缓解工作、生活中的紧张情绪。

　　通过生活方式的干预，可以有效地缓解冠心病的发生、发展。除此之外，还应该对各种高危因素给予足够的关注，尤其是已经发生了高血压、高血脂、高血糖的情况下，患者需要积极用药控制，并做好自我监测，定期检查治疗效果。有胸闷、胸痛等心绞痛表现的患者，应及时到医院就诊，明确诊断。一旦确诊冠心病，就要坚持长期的正规治疗，避免并发症的发生。

　　冠心病患者一旦发生可疑的心肌梗死，要及时拨打"120"，尽快就诊，明确诊断并积极治疗。

英文缩略语简表

英文缩写	英文解释	中文解释
CHD	coronary heart disease	冠状动脉性心脏病
CHD	congenital heart disease	先天性心脏病
CAD	coronary artery disease	冠状动脉疾病
STEMI	ST elevation myocardial infarction	ST 段抬高型心肌梗死
AGEs	advanced glycation end-products	晚期糖基化终末产物
HTN	hypertension	高血压
HBP	high blood pressure	高血压
mmHg	mini meter Hg	毫米汞柱
	hyperlipidemia	高脂血症
LDL	low density lipoprotein	低密度脂蛋白
VLDL	very low density lipoprotein	极低密度脂蛋白
IDL	intermediate density lipoprotein	中等密度脂蛋白
HDL	high density lipoprotein	高密度脂蛋白
CM	chylomicron	乳糜微粒
TC	total cholesterol	总胆固醇
LDL-C	low-density lipoprotein cholesterol	低密度脂蛋白胆固醇
HDL-C	high-density lipoprotein cholesterol	高密度脂蛋白胆固醇
TG	triglyceride	甘油三酯
LP（a）	lipoprotein（a）	脂蛋白 a
HbA1c		糖化血红蛋白
GHb	glycated haemoglobin	糖化血红蛋白
ACEI	angiotensin converting enzyme inhibitors	血管紧张素转化酶抑制剂
ARB	angiotensin receptor blocker	血管紧张素受体拮抗剂
CCB	calcium channel blockers	钙通道阻滞剂

（续表）

英文缩写	英文解释	中文解释
ARNI	angiotensin receptor–neprilysin Inhibitor	血管紧张素受体脑啡肽酶的抑制剂
ASCVD	atherosclerotic cardiovascular disease	动脉粥样硬化性心血管疾病
mmol/L		毫摩／升
mg/dl		毫克／分升
ACS	acute coronary syndrome	急性冠脉综合征
PCSK9	proprotein convertase subtilisin/kexin type 9	前蛋白转化酶枯草溶菌素／kexin 9 型
	evolocumab	依洛尤单抗
	alirocumab	阿洛西尤单抗
CRISPR	clustered regularly Interspaced short palindromic repeats	规律间隔成簇短回文重复序列
NAFLD	nonalcoholic fatty liver disease	非酒精性脂肪肝
HBV	hepatitis B virus	乙型肝炎病毒
HCV	hepatitis C virus	丙型肝炎病毒
Apo	apolipoprotein	载脂蛋白
ox–PL	oxidized phospholipid	氧化磷脂
RC	remnant cholesterol	残余胆固醇
CAVS	calcific aortic valve stenosis	钙化性主动脉瓣狭窄
ASO	antisense oligonucleotide	反义寡核苷酸
mRNA	messenger RNA	信使 RNA
siRNA	small interfering RNA	小干扰 RNA
OGTT	oral glucose tolerance test	口服葡萄糖耐量试验
WHO	World Health Organization	世界卫生组织
BMI	body mass index	身体质量指数／体重指数

（续表）

英文缩写	英文解释	中文解释
WHR	waist-to-hip ratio	腰臀比
kJ	kilojoule	千焦（耳）
kcal	kilocalorie	千卡（路里）
DPP4i	dipeptidyl peptidase-4 inhibitor	二肽基肽酶Ⅳ抑制剂
TZD	Thiazolidinedione	噻唑烷二酮
SGLT2i	sodium-dependent glucose transporters 2 inhibitor	钠-葡萄糖共转运蛋白2抑制剂
GLP-1	glucagon-like peptide-1	胰高血糖素样肽-1
GLP-RA	glucagon-like peptide-1 receptor agonists	胰升糖素样肽-1受体激动剂
VCAM-1	vascular cellular adhesion molecule-1	血管细胞黏附分子-1
ICAM-1	intracellular adhesion molecule 1	细胞间黏附分子-1
sICAM-1	soluble intracellular adhesion molecule 1	游离细胞间黏附分子-1
E-selectin		E-选择素
sRAGE	soluble receptors for AGE	游离AGE受体
CRP	C-reactive protein	C反应蛋白
TNF-α	tumour necrosis factor-α	肿瘤坏死因子-α
IL-6	interleukin-6	白细胞介素-6
MCP-1	monocyte chemoattractant protein-1	单核细胞趋化蛋白1
GM-CSF	granulocyte-macrophage colony-stimulating factor	粒细胞—巨噬细胞集落刺激因子
OSA	obstructive sleep apnea	阻塞性睡眠呼吸暂停
AMI	acute myocardial infarction	急性心肌梗死
APO	adverse pregnancy outcomes	不良妊娠结局
	genomic loci	基因组基因座

（续表）

英文缩写	英文解释	中文解释
ROS	Reactive oxygen species	活性氧（族）
ox–LDL	oxidized low density lipoprotein	氧化型低密度脂蛋白
NO$_2$	nitrogen dioxide	二氧化氮
Tn	troponin	肌钙蛋白
CK	creatine kinase	肌酸激酶
AST	aspartate aminotransferase	天门冬氨酸转氨酶
LDH	lactate dehydrogenase	乳酸脱氢酶
CTA	computed tomography angiography	CT 血管造影术
CT	computed tomography	电子计算机断层扫描
CAG	coronary angiography	冠状动脉造影术
IVUS	intravenous ultrasound	血管内超声
FFR	fractional flow reserve	血流储备分数
PET/CT	positron emission tomography / computed tomography	正电子发射计算机断层显像
CABG	coronary artery bypass graft	冠状动脉旁路移植术 / 冠脉搭桥术
OPCAB	off–pump coronary artery bypass	不停跳冠状动脉旁路移植术 / 冠脉搭桥术
LM	left main stem	左主干
LAD	left anterior descending artery	前降支
IMR	intermittent ramus	中间支
Diag	diagonal branch	对角支
S	septal branch	室间隔支
LCX	left circumflex artery	回旋支
OM	obtuse marginal artery	钝缘支

（续表）

英文缩写	英文解释	中文解释
RCA	right coronary artery	右冠状动脉
AM	acute marginal artery	锐缘支
PDA	posterior descending artery	后降支
PL（A）	posterior left ventricle artery	左室后支
LIMA	left internal mammary artery	左乳内动脉
RIMA	right internal mammary artery	右乳内动脉
RA	radial artery	桡动脉
GSV	great saphenous vein	大隐静脉
MET	metabolic equivalent	代谢当量 / 梅脱
PCI	percutaneous coronary intervention	经皮冠状动脉介入治疗
MACE	major adverse cardiovascular event	主要不良心血管事件